公衆衛生の緊急事態にまちの医療者が知っておきたいリスクコミュニケーション

蝦名玲子
Ryoko EBINA, Ph.D.

医学書院

公衆衛生の緊急事態にまちの医療者が知っておきたい
リスクコミュニケーション

発　行　2022 年 10 月 15 日　　第 1 版第 1 刷©

著　者　蝦名玲子

発行者　株式会社　医学書院

　　　　代表取締役　金原　俊

　　　　〒113-8719　東京都文京区本郷 1-28-23

　　　　電話　03-3817-5600（社内案内）

印刷・製本　三美印刷

ISBN978-4-260-05086-9

は じ め に

　2019年末に発生し、その後世界中に広がりパンデミックとなった新型コロナウイルス感染症（COVID-19）。この未曾有の危機において、わが国では諸外国と比べ低い死亡率が保てているものの、国が主体となった対策の過程のみならず、地方行政や医療福祉、産業保健の担当者が個々に対応する現場においても、リスクコミュニケーションに問題が生じていることが明らかになった。厳しい時間的制約と不確実性が伴う中で、市民、罹患者やその家族、最前線で対応する職員らの懸念に応える情報が迅速に伝えられていない、関係者がバラバラの情報を伝えてしまう、感染症対策の意思決定プロセスが不透明である、罹患者の個人情報を誤って公表してしまう、流行している場所や罹患者を非難するような発言がなされる、市民のリスク認知や不安など感情レベルに合わせたコミュニケーションがとれていない……。これらの問題を含め、改善すべき点を挙げればいくつもあるのではないだろうか。

　こうしたリスクコミュニケーションの問題は今回のパンデミックで初めて指摘されたわけではない。2009年の新型インフルエンザ（A/H1N1）の流行のときも、2011年の福島第一原子力発電所事故発生のときも、公衆衛生に関わる緊急事態が起こるたびにわが国では、リスクコミュニケーションの必要性が指摘されてきた。それにもかかわらず、なぜ改善が見られないのだろうか？

　それは、公衆衛生の緊急事態が起きたときのリスクコミュニケーションが扱う範囲が広いため、漠然とした印象となり分かりにくいと捉えられているからだろう。刻々と変化する危機管理の流れに合わせて、何を、どこから手をつけてよいのかが判断できないために、事前の備えも整えられない状況になっていると考えられる。緊急事態発生直後の初動では、事実情報や身を守るためにとるべき行動を迅速に伝えるクライシスコミュニケー

ションの要素が欠かせないが、ひとまず身の安全が確保されたら、そうした一方向の情報発信だけでなく、リスク下にある人々との双方向のコミュニケーションを開始し、彼らが必要としている情報が伝達される形にせねばならない。またリスク説明をする際は、高度で専門的な内容を情報の受け手となる一般の人々が理解できるように伝えること、それに加え、スティグマを引き起こさないような表現を選択することや、人々のリスク認知や感情に合わせて内容や表現を調整することも求められる。こうした重層的なコミュニケーションの展開の仕方はまだ十分に知られているとは言えないのが現状だ。

　そこで本書では、こうした重層的なコミュニケーションの実践に当たって、その大きな土台となる世界標準の理論と実践における考え方を解説した。本書を読み終えるころには、公衆衛生の緊急事態におけるリスクコミュニケーションとはなんであるかを知り、「個々の医療者に何ができるのか」「地域や職場でリスクコミュニケーションの体制や計画を備えておくために何をしなければならないか」といった具体的な行動まで明確になっていることだろう。

　緊急時には厳しい時間的制約と不確実性が避けられず、対策の決定が不可逆的となる可能性もある。そのような状況下でのリスクコミュニケーションは困難なものだが、その極意と世界標準を知ることで、その実現の糸口が見えてくるはずだ。行政、医療福祉、産業保健の各現場の最前線で対応するみなさん「まちの医療者」に役立てていただければ幸いである。

本書の読み方

—— この本を手にとられた「まちの医療者」に向けて

　本書では、緊急事態が発生したら最前線でリスクコミュニケーションをとらなくてはならない、行政、医療福祉、産業保健の各現場で働く「まちの医療者」のみなさんに向けて、公衆衛生の緊急事態で必要とされるリスクコミュニケーションを 6 つの Parts に分けて紐解いていく。初読時、特に WHO や米国 CDC の理論や概念を解説した Part 1 などは難しく感じるかもしれない。その場合は、目下の課題や困りごとに近い項目を目次から見つけて読み始めていただきたい。理論は応用できるものである。自らの状況や組織体制などを照らし合わせながら読み進めていただければと思う。

Part 1　緊急事態下のリスクコミュニケーションとは

　危機管理には、被害を最小化するために、いかにしてその危機が引き起こすリスクを管理（マネジメント）するか＝「リスクマネジメント」の考え方が必須である。まずこのリスクマネジメントの中での、リスクコミュニケーションの位置付けや定義、種類や方法などを整理し、「公衆衛生の緊急事態におけるリスクコミュニケーション」の総論を提示したい。まずは、この包括的な概念がどのようなものなのか、その全体像をイメージしていただければと思う。

Part 2　リスクの認知と感情の取り扱い

　次に、「リスク情報を科学的に正確に伝えているのに、市民にリスクについての適切な判断をしてもらえない」という問題が起こるメカニズムを解説する。これは、リスクコミュニケーションをとるときに生じる主な悩みの 1 つである。そのメカニズムを考えるためのポイントは、専門家と市民とではリスクの判断の仕方が異なること、緊急事態に伴う恐怖や怒り、強い懸念などのネガティブな感情が存在することにある。

これらに起因するリスクについての主観的な判断（リスク認知）と難しい感情の取り扱いについてもここで探求していく。リスク認知のメカニズムを理解し、市民の感情のレベルに合わせたリスク情報が伝えられるような視座を獲得したい。

Part 3　信頼を構築するための戦略と体制

　リスクコミュニケーションの成功には、リスク下にある人々との信頼関係の構築が欠かせない。ここでは医療者個人が、そして危機管理組織が、信頼を獲得するために不可欠な留意点をそれぞれ紹介する。危機管理組織においては、組織内のリスクコミュニケーション体制や戦略的コミュニケーション計画があってはじめて、リスク下にある人々が必要とする情報を、迅速に透明性を持って伝えることが可能になる。緊急事態が起きる前の体制構築や計画策定がここでは重要となる。

Part 4　リスクを説明する方法と合理的な判断への導き

　リスク情報を伝えるときには、「高度で専門的な情報を、いかに一般の市民が理解できるように分かりやすく説明するか」がまず問われる。そしてその情報に基づいた意思決定を促す際、「ある選択を市民に強いるのではなく、あくまで本人の自由意思を尊重しつつも、合理的な意思決定ができるように方向付けるためにはどうしたらよいのか」が、次に問われることになる。これをスムーズに遂行する方法について解説する。専門知識がなくても理解できるような説明の仕方をマスターし、市民が合理的な判断ができるようにそっと力添えするような伝え方が求められる。

Part 5　情報の公開場面での考慮点

　緊急事態下では多くの市民に情報を伝えねばならなくなるため、報道機関やそこに所属する記者との協力が欠かせない。またその内容のみならず、情報を伝えるときに何気なく用いている言葉が、スティグマを引き起こすきっかけとなりかねないことも忘れてはならない。ここでは、マスメディアの特性と記者とのつきあい方や、スティグマを引き起こし

たり増大させたりしないための対策について考えていく。ただ情報を伝えるのではなく、伝えるときに何に考慮しなければならないかが明らかになるだろう。

Part 6　対立しがちな場面でのコミュニケーション

　有事には衝突と葛藤が生じるものである。緊急事態下では、正確な情報と虚偽情報が入り混じりながら飛び交う情報の氾濫ともいえる状況が起きやすい。誤った情報により市民の意思決定や危機管理が妨げられないように虚偽情報への処理対応が求められるが、目の前にいる住民らが現に虚偽情報を信じていることが判明した場合、どのように対話をすればよいだろうか。

　また、医療現場で接する患者は、リスクに対して脆弱であるため、リスク情報を特に正しく理解してもらう必要のある人たちである。では、認知機能が衰え限定的な理解しかできない患者たちも含め、リスクの高い人々に何をどのように話していけばよいのだろうか。

　ここでは、こうした難しいコミュニケーションについて紐解いていく。対立を招くことなく、本人にとってよりよい方向への変化が生じるように働きかけ、情報に基づく意思決定へとつながる機微に聡くコミュニケーションが目指されている。

CONTENTS

ブックデザイン 奥定泰之

Part 1

緊急事態下の

リスクコミュニケーションとは

緊急事態下の
リスクコミュニケーションの
全体像を理解する

本書タイトルに掲げた「公衆衛生の緊急事態におけるリスクコミュニケーション」とは、何だろうか？「リスクコミュニケーション」という語は今や相当の認知度があると思う。しかし、その内容を実際にどれだけ把握できているかというと難しい。公衆衛生の緊急事態、リスクコミュニケーション、そしてクライシスコミュニケーション……。

本章では、これらの用語の定義や概念について整理する。「リスクコミュニケーション」と「リスクマネジメント」の関係、「リスクコミュニケーションは、どのような働きをするものなのか」「リスクコミュニケーションにはどのような種類ややり方があるのか」など、緊急事態下のリスクコミュニケーションの全体像についてひもといていく。

1　公衆衛生の緊急事態とは？

「公衆衛生の緊急事態」と聞いて、あなたは何を想像するだろうか。
代表的な国際機関の定義から見ていこう。

1　公衆衛生の「緊急事態」の定義

❶緊急事態

米国疾病予防管理センター（The Centers for Disease Control and Prevention；CDC）は緊急事態（emergency）を、以下のように定義付けている[1,2]。

「緊急事態とは、自然や気象関連の災害、人為的破壊、感染症のアウトブレイク〔筆者註：一定の期間内に特定の場所や集団で予想されるより多くの感染症が発生すること〕、有害な生物兵器や放射性物質、化学薬品への曝露を含む、生命、健康、インフラにリスクをもたらすあらゆる公衆衛生の事象（event）やインシデント（incident）を表す。緊急事態には、クライシス（危機）と災害が含まれる。」

❷公衆衛生の「事象」と「インシデント」とは？

緊急事態は「公衆衛生の事象とインシデント」とあるが、それぞれ何を指しているのだろうか？　まずは、世界保健機関（World Health Organization；WHO）の事象（event）の定義を見てみよう[3]。

「急性の公衆衛生の事象（event）とは、人間の健康に悪影響を与える可能性があり、即時のアセスメントと行動を必要とするアウトブレイクや急速に進化する状況のことである。これにはまだ人間に疾病を引き起こ

していないが、感染または汚染された食品、水、動物、製品や環境への曝露を通じて疾病を引き起こす可能性がある事象が含まれる。」

　つまり事象という用語の特徴は、それが「潜在性」を含む点にある。公衆衛生の事象の具体例には、危害要因（ハザード）や自然災害によって引き起こされる、迅速な対応が必要な状況がある。まずハザードには、生物（biological）、化学（chemical）、放射性・核（radionuclear）などの種類がある。記憶に新しいもので例を挙げると、生物的ハザードには現在私たちを苦しめている新型コロナウイルス（SARS-Cov-2）、化学では 1995 年のオウム真理教による地下鉄サリン事件で用いられたサリン、放射性・核では 2011 年の福島第一原子力発電所事故により放出された放射性物質がある。これらの例から分かるように、ハザードにより引き起こされる状況には自然発生的なものもあれば、意図的に散布されるもの、事故により放出されるものがあるが、いずれの場合においても、公衆衛生の事象として迅速な対応が求められる。そして自然災害には、火災、洪水、異常気象、火山噴火、地震、津波などがある。

　次にインシデント（incident）であるが、これは事故につながりかねないひやりとした事象のことではなく、人為的または自然現象によって引き起こされた、救急隊などの出動を要する事態の発生を意味するもので、災害医療分野では「多数疾病者事故（Mass Casualty Incident；MCI）」や有事の際の現場指揮システムを指す「インシデント・コマンド・システム」という使われ方がされている。

　また、別のガイドラインで WHO は、「公衆衛生の緊急事態」の例として、感染症のエピデミックやパンデミック、人道的危機や自然災害を挙げており、ここでも「公衆衛生の緊急事態」を危機と災害の両方を含む用語として扱っている。本書でも「公衆衛生の緊急事態」と言うときは、これらの CDC や WHO の世界標準に合わせて、危機と災害という意味を扱っていく。

2　国際的に懸念される公衆衛生上の緊急事態（PHEIC）

　新型コロナウイルス感染症（Coronavirus Disease 2019；COVID-19）では、パンデミック（世界的大流行）として宣言される1か月半前の2020年1月末にWHOにより、「国際的に懸念される公衆衛生上の緊急事態」（Public Health Emergency of International Concern；PHEIC)」が表明されたが、PHEICについても説明しておこう。

　PHEICとは、疾病の国際的拡大により他国に公衆衛生リスクをもたらすと認められ、潜在的に国際的対策の調整が必要な異常事象を指す[5]。PHEICに相当するかどうかの判断は、WHOが定める国際保健規則（International Health Regulations；IHR）に基づいてなされている。判断基準は、①公衆衛生上の深刻性、②異常性・予測不可能性、③国際的な拡散のリスク、④貿易や海外旅行の制限の4つである[5]。

　2005年までは、コレラ、黄熱、ペストの3つの「検疫可能な疾患」だけが扱われていたが、現在では、その対象は大きく広がり、あらゆる感染症、汚染された食品（物質や微生物による汚染）、製品や環境の化学汚染、放射性・核物質や有毒物質の放出など、潜在的に国際的な危険をもたらす「幅広い公衆衛生リスク」が扱われている[5]。また扱う対象が幅広くなったことも踏まえ、事前に対策を定めておくのではなく、「リスクアセスメントに基づく対策の立案と実施」が求められるようになっているのが特徴だ[6]。新型コロナウイルス感染症のパンデミックを振り返っても、事前に準備していたマニュアルでは歯が立たないこと、また、ウイルスの変異や、医療提供体制の整備やワクチンの開発などに伴い、リスクは常に変化するものであることが大いに思い知らされた。「いま、ここ」のリスクを判定した上で対策を立案・実施することの重要性は、今回のパンデミックにおいて再確認することになったといえる。

次に、緊急事態という文脈からリスクコミュニケーションの定義を見ていこう。

1 緊急事態におけるリスクコミュニケーションの定義

WHO は公衆衛生の緊急事態という文脈において、リスクコミュニケーションを以下のように定義付けている[3]。

「リスクコミュニケーションとは、深刻な公衆衛生の事象に対する準備段階、対応段階、回復段階を通して必要とされる、さまざまなコミュニケーションの原則、活動、情報の交換のことである。これは、対応責任のある行政当局、協力機関、リスク下にある（危険にさらされている）コミュニティの間で行われるものであり、情報に基づく意思決定、ポジティブな行動変容、信頼の維持がその目的である。」

ここで記されている「原則」について補足したい。リスクコミュニケーションをとる際に、判断に迷いが生じることもあるだろう。その際の判断基準となるような、共有される価値や行動規範のことを「原則」と言う。緊急事態下では、命と健康を守るためにも最善の意思決定や行動をとってもらう必要があるが、そのためには、事前に関係者間で話し合い決めておいた原則に基づいてコミュニケーションをとらなくてはならない。こうした準備段階に行うべきプロセスもリスクコミュニケーションに含まれるのである。ちなみに、筆者が知る限り、いかなる組織にも共通する緊急事態下のリスクコミュニケーションの原則とは、「迅

速かつ透明性のあるコミュニケーション」「信頼の構築と維持」「影響を受けた人々の関与」などが挙げられる。

公衆衛生の緊急事態に限ったことではないが、リスクコミュニケーションには、リスクについてのさまざまなメッセージに対する人々の反応や、リスクマネジメントための法律や制度整備への関心や意見も合わせた相互作用プロセスという意味も含まれる[7]。わが国の文部科学省も、リスクコミュニケーションを「リスクのより適切なマネジメントのために、社会の各層が対話・共考・協働を通じて、多様な情報と見方の共有を図る活動」と捉え、その「活動を通じて、ステークホルダー間の権限と責任の範囲が定まっていく」と記しており[8]、相互作用的な要素の重要性はうかがえる。リスクについて一方通行的に情報発信・通知するものをリスクコミュニケーションとは呼ばないのだ。

2 リスクコミュニケーションとリスクマネジメントの関係

公衆衛生の事象に直面したときに実施されるのは、リスクアセスメントや危機管理といった「リスクマネジメント」である。その中で、リスクコミュニケーションはどこに位置付けられ、どのような働きをするものなのだろうか？

❶リスクコミュニケーションはリスクマネジメントの中心
WHO が示した「リスクマネジメントサイクル」モデル[3]を紹介しよう。

図 1-1 をみるとリスクコミュニケーションが中心に置かれ、その周りを 3 つの段階が循環する 1 つのサイクルとして提示されている。事象の探知（event detection）がなされると、リスクアセスメント（risk assessment）が行われ、次に危機管理対策が実施（control measures）され、そして評価（evaluation）が行われる。探知された事象が解決するまでこ

1 章 緊急事態下のリスクコミュニケーションの全体像を理解する

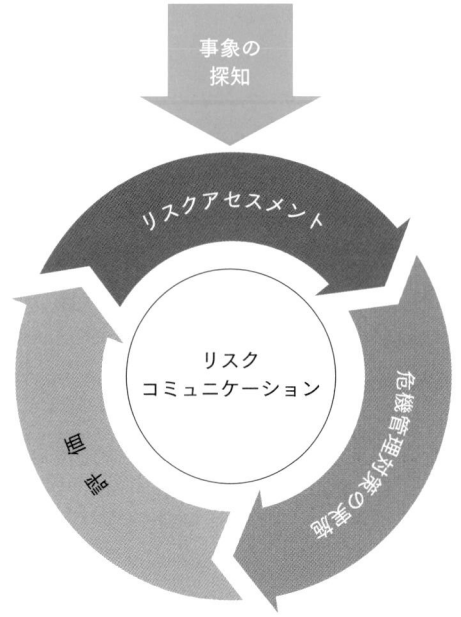

図 1-1　WHO のリスクマネジメントサイクル
〔World Health Organization（WHO）：Rapid Risk Assessment of Acute Public Health Events. 2012
https://www.who.int/publications/i/item/rapid-risk-assessment-of-acute-public-health-events より筆者訳〕

のサイクルは繰り返され、各段階に応じたリスクコミュニケーションが必要とされる。厚生労働省は、米国 CDC 等の国際機関の定義とは異なり、危機と災害から成る「緊急事態」と「危機」を同義語として用いており、地震や風水害などの自然災害も危機管理対策の対象としている[9]。そこで本書でも control measures は危機管理と災害対策も含む危機管理対策として訳した。

　それぞれの段階に応じたリスクコミュニケーションの詳細は次章で述べるが、リスクコミュニケーションは大きく分けて次の 2 つに分類される（表 1-1）。

表 1-1　緊急事態下のリスクコミュニケーションを構成する 2 つの要素

分類	コミュニケーションを とる相手	目的
オペレーション的なコミュニケーション	組織内部の異なる職階や他部門、他の組織	責任や役割の確認・調整、合意形成
パブリックへのコミュニケーション	リスクの影響を受ける一般の人々	リスクやリスク回避・軽減方法の理解と意思決定

❷オペレーション的な（リスク）コミュニケーション

　1 つ目が、オペレーションを行う上でのリスクコミュニケーションである。これは、リスク管理者とリスク評価者、現場職員、協力機関など、組織内部（異なる職階や他部門を含む）や、他の組織との間で取り交わされる。速やかに情報共有を行い、リスクコミュニケーションをとる上での責任や役割の確認と調整、合意形成などをするためのコミュニケーションがこれに当たる。このとき、関係者が共通のリスク用語を使うことがこのコミュニケーションの効果を発揮するためには不可欠である[3]。「関係者なら分かるよね」と思い込んで専門用語や身内で用いている内輪の用語を、組織内部の異なる職階や他部門、他の組織とのコミュニケーションで使用するのは避けなくてはならない。

❸パブリックへの（リスク）コミュニケーション

　2 つ目が、リスクの影響を受けるパブリック（一般の人々）へのコミュニケーションである。医療であれば患者やその家族、福祉であれば福祉サービスの利用者やその家族、地域保健であれば地域住民、産業保健であれば社員、そして規模が大きければ国民やマスメディアなどと、コミュニケーションを働きかける主体のポジションによって、「パブリック」の意味合いは変わってくる。一般の人々がリスクの性質やレベル、リスク回避・軽減方法を適切に理解し、情報に基づいた意思決定ができるようになるためのコミュニケーションがこれである。相手のニー

ズに合った情報がタイムリーに透明性を持って共有されているか、共感
や信頼の構築ができているかなどによって、このコミュニケーションが
効果を発揮できるかが左右される。

3 リスク下にある人々への
コミュニケーションに特化した概念

　リスクコミュニケーションの中には、「緊急事態リスクコミュニケー
ション（emergency risk communication）」と呼ぶものもある。リスク下
にある人々へのコミュニケーションに特化した行為だが、ここでその定
義を紹介しておこう。

「リスク下にある人々が、生存、健康、ウェルビーイングの脅威から、
自分自身や家族、コミュニティを守るべく情報に基づく意思決定ができ
るように、緊急事態の最中だけではなく、その前後の、緊急事態発生前
の準備活動の一部として、そして緊急事態後の回復を支えるためにとり
行われる介入のこと。」

4 リスクコミュニケーションとは？

　ここまで見てきた緊急事態におけるリスクコミュニケーションをまと
めると次のようになる。

●公衆衛生の緊急事態への準備・対応・回復のそれぞれの段階で、
●危機管理対策の実施者（リスク管理者）、専門家（リスク評価者）、現場
　対応スタッフ、協力機関などのオペレーションに関わる人々や、リス
　ク下にある一般の人々（患者／福祉サービスの利用者、その家族、地域住
　民、社員）やメディアなど、その事態に関係する人たちがリスクにつ

いての情報や意見を交換し、
● それぞれが互いの立場やニーズ、意見や思い、反応などを理解しながら、信頼関係を築きあげ、
● 命や健康を守るための最適な意思決定や行動へつなげられるように、
● 双方向のコミュニケーションを行うこと。

　例えば、新型コロナウイルス感染症の流行下の動きを振り返ると、保健医療福祉分野に従事している読者の多くは、次のような経験をしたことがあるのではないだろうか。

　流行の兆候がみられたときから、リスク管理者とリスク評価者間でオペレーション的なコミュニケーションが始まり、「新型コロナウイルス感染症のリスクをどうマネジメントするか」について、その体制や方法が検討され、組織的制約や制度的な問題があれば、対応可能となるように調整をしてきた。その後、職場で罹患者の集団（クラスター）が発生し、リスク管理者より現場対応スタッフや協力機関に感染制御のために実施すべき行動が指示されたが、新たな情報が日々入り、現場対応の中で新たな問題も出現し、その都度、新情報や現場の声を反映させた感染管理やコミュニケーションの方法を打ち出した。状況が落ち着いたら、これまでの対応を振り返り、問題を明確にし、次の有事に備えた話し合いも行った。

　また、パブリックへのコミュニケーションとして、医療現場であれば患者やその家族、福祉現場であれば利用者やその家族、地域保健現場であれば地域住民、産業保健現場であれば社員に対してそれぞれ、感染症のリスクについて説明をし、感染予防についての教育を行っていた。そうした対策にもかかわらず、クラスターが発生してしまったときには、病院であれば入院患者やその家族に向けて「状況を制御するためにどのような対策がとられているのか」「現在、行っている治療はどうなるのか」などの説明もしたことと思われる。

　もちろん、こうしたコミュニケーションをとる中で、理解や協力が得られなかったり、話し合ったけれどうまく合意につながらなかったり、

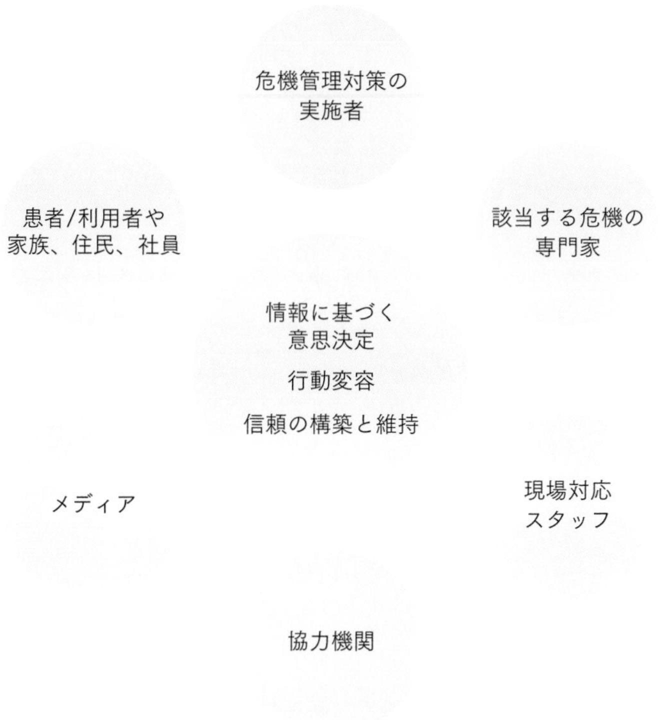

危機管理対策の
実施者

患者/利用者や
家族、住民、社員

該当する危機の
専門家

情報に基づく
意思決定
行動変容
信頼の構築と維持

メディア

現場対応
スタッフ

協力機関

図 1-2　図解公衆衛生の緊急事態におけるリスクコミュニケーション

　何気ないひと言が差別的な行動を招いてしまったこともあっただろう。
そうした場合には、根気強く話し合ったり、伝え方を工夫したり、ス
ティグマ対策を考えることで、何とか理解し合えるように、そして信頼
してもらえるように試みようとしたのではないだろうか。
　感染症に限らず、こうした緊急事態への準備、対応、回復段階におけ
る情報に基づく意思決定、ポジティブな行動変容、信頼の構築と維持を
目的としたコミュニケーション全てが、公衆衛生の緊急事態におけるリ
スクコミュニケーションなのである（図 1-2）。

5　リスクコミュニケーションの形式と方法

　リスクコミュニケーションは、どのようなかたちで行われるものだろうか？　ここで「対個人」「対集団」「対マス」の３つの形式で整理し、それぞれで用いられる方法を紹介しよう。緊急事態下では、さまざまな立場に置かれている、多様な人々に確実にコミュニケーションをとらなくてはならないので、どれか１つの形式や方法だけではなく、情報の受け手となる人や目的などに応じて、これらを組み合わせ、包括的なアプローチをとることが求められる。

❶対個人のリスコミ

　対個人のリスクコミュニケーションは、例えば診療や訪問看護、介護の現場、地域住民や社員の相談の場などで行われる。目の前にいる人に対する、リスク情報に基づく意思決定やリスク回避・軽減行動へとつなげるための教育的な働きかけであったり、緊急事態により図らずも被災した人の回復を支えたりするようなときに、一対一の形式が用いられる。

❷対集団のリスコミ

　対集団のリスクコミュニケーションには、日ごろからステークホルダーの代表を集めて情報収集するフォーカスグループインタビュー、リスクマネジメントの方法を協議する検討会や委員会、外部の専門家から助言を求めるための諮問委員会を設けるやり方などがある。ステークホルダーとは、社会の中で活動する上で、利害関係や何らかの関わりを持つ幅広い団体や人物など[10] のいわゆる「関係者」のことである。

　関係者間で共通の知識の土台が無い場合には、まず教育をし、その後意見交換をするワークショップが用いられる。リスクマネジメントに不信感を抱かれている場合には、直接その決定についての話を聞くことのできる説明会や公聴会に参加してもらう方法もある。

❸対マスのリスコミ

　対マスのリスクコミュニケーションとしては、マスメディアで広く伝えてもらうための記者会見やブリーフィングの開催、ネットメディアを利用したウェブサイトやソーシャルメディアの活用などがある。媒体を通じて広くリスク情報を伝えるために、説明資料やファクトシート、ポスター、ニュースレターなども作成せねばならない。言うまでもないことだが、作成されたこれら資料は、マス／ネットメディアで掲載されるだけでなく、対個人、対集団の場面でも利用される。

6　岩手県のリスクコミュニケーション

　リスクコミュニケーションの形式や方法をみてきたが、実際の公衆衛生の緊急事態下で、これらがどのように組み合わされ、包括的なアプローチがなされ得るのかを実例とともに考えてみよう。第 80 回日本公衆衛生学会シンポジウム『新型コロナパンデミックにおけるリスクコミュニケーション』に筆者とともに登壇した、岩手県県南広域振興局保健福祉環境技監兼奥州・一関保健所長の仲本光一氏の発表[1]およびヒアリング内容について紹介したい。

　岩手県では、まだ県内で新型コロナウイルス感染症の罹患者が確認される前の 2020 年 4 月に、テレビ・地元紙・ホームページ・ソーシャルネットワーキングサービス（social networking service；SNS）での知事メッセージを皮切りに、月 2 回強のペースで情報提供が行われた。その半年後、県内 1 人目の罹患者を確認してからは、県の担当者が毎日 15 時にブリーフィングを実施し、テレビ、インターネットなどを通して県民に状況やリスクの説明を行った。緊急事態による懸念や関心が高まっているときには、毎日（可能であれば同じ時間に）、同じスポークスパーソンが公の場に現れ、リスクについての十分な量の情報を提供することが大切なのだが、岩手県ではまさにその取り組みがなされていた。毎日、記者と顔を合わせ、情報提供や質疑応答をしたことで、記者のリ

スクについての理解が深まり、報道がより正確になり、また感染症流行下で正しいリスク情報を一緒に提供していこうという関係性も構築されたという。

　また、新型コロナウイルス感染症の流行前から Twitter を開設していた奥州保健所や一関保健所は、国内で最初の罹患者が確認された直後の2020 年 1 月 19 日に新型コロナウイルス感染症情報を発信して以降、ほぼ 2 日おきに、県や地域の状況、厚生労働省情報、一般向け・医療者向け最新情報、外国人向け情報、講演会のお知らせなどを配信していた。これらの情報発信は知事の Twitter とも連携し、一般市民ほか、病院・医師会・歯科医師会、企業・事業所、高齢者・福祉施設、学校・教育関連、町村自治体など、幅広い年齢・職種を対象としたワークショップも頻繁に実施された。

　こうしたリスクコミュニケーション活動に加え、行政と国公立の病院関係者との情報共有を目的として、奥州圏域では罹患者が増え始めた2020 年 11 月から、一関圏域では 2021 年 4 月から毎日ウェブ会議を実施しており、そこに医師会関係者や自治体担当者も随時参加している。これにより、関係者間の情報が統一され、各関係者がバラバラの情報を発信することも防ぐことができ、一貫性のある情報提供も可能になった。

　岩手県での感染流行の特徴は、感染の急拡大の波が起きても、短い期間で封じ込められていることである。これは適切なリスクコミュニケーションがとれていたために関係者の理解が促され、協力してもらいやすかったためではないかと仲本氏は考察する。

　緊急事態下では、メディアも、市民も、協力機関の関係者も、事実とリスクの情報を一刻も早く知りたいと思うものだ。そうしたニーズを理解し、管轄地域内でクラスターや医療の逼迫が発生する前から十分なコミュニケーションを交わしておくこと、そして事態発生後は情報提供や情報交換の頻度を増やすことがリスクコミュニケーションでは重要となるが、岩手県の取り組みはその最たるものだったといえる。

3　クライシスコミュニケーションとは？

　公衆衛生の緊急事態の際にリスクコミュニケーションに似たもので、「クライシスコミュニケーション」という言葉も使われる。ここからはクライシスコミュニケーションについて注目して、リスクコミュニケーションとの関係についても整理しておこう。

1　クライシスコミュニケーションの定義

「『クライシスコミュニケーション』とは、組織を巻き込み、即時の対応を必要とする、組織のコントロールを超えた、予期せぬ緊急事態についてパブリックに事実情報を提供するプロセスである。」[1]
「そのメッセージを伝達する目的は、説明と説得のためである。」[1]

「クライシスコミュニケーションとは、すでに起こったか、ほぼ間違いなく近い将来起こるであろう特定の事象や行動に焦点を当てる。」[12]
「クライシスコミュニケーションは実際の危機の間に起こる進行中のプロセスである（…）。状況について分かっていることと分からないことの両方を扱う。」[12]

　新型コロナウイルス感染症についてほとんど情報がなかった 2020 年 2 月、英国籍の大型客船「ダイヤモンド・プリンセス号」の乗客が罹患していたという IHR に基づく通報が香港政府から厚生労働省に入った[13]。わが国で検疫と乗客の下船をさせることになり、その対応のなかでアウトブレイクが起きていることが判明した。そこで即時の対応が必要になったため、関係者により感染制御や感染状況の情報公開などのコミュニケーションがとられたわけだが、このときのコミュニケーション

こそが、すでに起こった事象、即時の対応を必要とする予期せぬ緊急事態に対するクライシスコミュニケーションの一例である。

　乗客が罹患していた旨の通報が入った際に、すでに船内で伝播が起きていると予想していれば、アウトブレイクは「ほぼ間違いなく近い将来起こるであろう事象」となるだろうし、そうでなければ「すでに起こった事象」となるわけだが、いずれにせよ、こうした緊急事態が起きたときに行うのが、クライシスコミュニケーションである。これには、情報の内容、形式、タイミングが適切であれば被害を最小限に抑えられるが、その情報提供プロセスに不備があれば、被害の拡大や状況の悪化につながりかねないという特徴がある[2]。

2　世評管理の視点を持つのが特徴

　クライシスコミュニケーションは組織の世評を大きく変えてしまう。コミュニケーションの成否によって「この組織に緊急事態の対応を任せてよいのか」という懸念を持たれることがあるからだ。そのためクライシスコミュニケーションには、世評の回復に焦点を当てた研究や知見が多く蓄積されている。それらの研究[14, 15]では、クライシスコミュニケーションとは危機的状況の対処に必要な情報の収集、処理、発信であり、また、組織の評判や信頼に傷が付きかねないときにそれを保護・弁護するためにデザインされる広報の下位専門領域である、とした見方もある。

3　クライシスコミュニケーションと
リスクコミュニケーションの違い

❶それぞれに求められる役割
　危機にさらされた組織が行うクライシスコミュニケーションとは、ハ

ザードの詳細、発生時間と場所、とるべき行動とその原因などについての情報発信と、事態をマネジメントする方法の説明である[16]。

　そして、このような場で専門家に望まれるのがリスクコミュニケーションである。事実や情報の提供にとどまらず、特定の関係者の利害によらない科学的な根拠に基づき、独立的な立場から「どの程度のリスクをもたらすものか」を判断した上で情報共有を行い、蓋然性のあるシナリオを描く役割がこれには期待される[8]。事象の理解がハザードのレベルにとどまってしまうと、「どれくらい危険なのか」というリスク情報が理解されず適切な意思決定を下すことができなくなってしまう。そのため、専門家は危機下で不確実なことも多い中でのリスクの判断の仕方や描いたシナリオの共有を含むリスクコミュニケーションをとる必要がある。

❷ハザードとリスクの関係

　ハザードとは、危害をもたらす要因のことである。一方、リスクとは、それが起こる確率や被害の程度、ハザードにさらされる頻度や量を考慮した危険性や危険度のことである。1995 年のオウム真理教による地下鉄サリン事件を例にとると、サリンという化学物質がハザードである。そしてその死亡リスクは曝露量によって変わる。

　新型コロナウイルス感染症のパンデミックは、新型コロナウイルスという生物的ハザードにより起きている。伝播性（感染力）や病毒性などのウイルスの性質の変化を観察し、治療薬やワクチンの有無や接種率、医療提供体制などのインフラの状態などの状況の変化も考慮して、リスクの判定が行われている。

　新型コロナウイルス感染症がわが国に入ってきて 3 年近くがたち（2022 年現在）、その間リスクは常に変化している。リスクの変化に応じて、感染症対策の強度が調整されているわけだが、市民が皆そのリスクの変化を把握できているわけではない。新型コロナウイルスというハザードについては知っているけれど、「今の危険度はどの程度なのか」というリスクについて正確な理解ができない市民や、情報を追い続けら

れない市民もいるため、私たちはリスクコミュニケーションをとり続ける必要があるのである。

❸リスクコミュニケーションとクライシスコミュニケーションの違い

　リスクコミュニケーションとは異なり、クライシスコミュニケーションでは、「説明と説得」「世評の回復」といった言葉が使われている。この点からしても、リスクコミュニケーションとはややニュアンスが異なるものだと気付くだろう。そこで、両者の違いを整理しておく。まずリスクコミュニケーションは、主に被害の未然防止、そして緊急事態発生後ではそれ以上の被害の悪化の防止や回復を念頭に置いて、利害によらない科学的な情報に基づいた意思決定を目指す。対して、クライシスコミュニケーションは被害が起きた後の即時対応として組織が行うものである。当然、クライシスコミュニケーションでは組織への批判や責任追及も起こりやすいため、「世評管理」という広報的な知識も必要となるのだ。

4 事例からみる クライシスコミュニケーションと リスクコミュニケーションの役割

　クライシスコミュニケーションとリスクコミュニケーションの違いを理解するために、野村證券株式会社を筆頭とする野村グループの包括的な取り組みを紹介しよう。

1 危機管理委員会によるクライシスコミュニケーション

　野村グループには、国内外における自然災害や火災など、あらゆる危機を想定し、その被害の軽減ならびに早期復旧を図るため、グループ危機管理委員会が常設されている。グループ CEO が指名した役員を委員長とし、グループ各社役員らの委員で構成され、決議内容は経営会議で報告される。

　さて、この危機管理委員会より全グループ社員に向けてメールと社内イントラネットを介して新型コロナウイルス感染症に対する第 1 回目の緊急アラートが発信されたのは、2020 年 1 月 23 日であった。当時、すでに日本においても罹患者が確認され、1 月 24 日には、中国の春節連休が開始するため、武漢市でアウトブレイクが起きていた中国から70 万人にもおよぶ中国人観光客が訪日するといわれており、国民の不安や懸念が高まっていた。そうした中、春節連休前日に、緊急アラートを出すという迅速なタイミングはまさに、社員のニーズを把握したものであり、大変な評価に値するものだろう。

　ちなみに、中国政府が中国国民の海外への団体旅行を禁止したのが 1月 27 日、WHO が新型コロナウイルス感染症を国際的に懸念される公衆衛生上の緊急事態（PHEIC）と判定し宣言したのが 1 月 30 日であっ

たのを思い返すと、この緊急アラートの発信がどれだけ早いものかがより実感できる。このタイミングでの情報発信が、社員の不安や懸念に気付いていることを示すことにつながるのだ。

さてこの第1回目アラートの内容は、厚生労働省が発信していた情報の概要とサイトの案内、感染予防行動を励行するものであった。当時のマスメディアの報道は恐怖や不安を高める、いわばあおるような内容のものも少なくなかったため、新型コロナウイルスというハザードについての公的情報へと社員を導き、その危機を回避するためにとるべき感染予防行動を伝えるのが、第1回目の緊急アラートの目的だった。このとき野村グループ内でアウトブレイクなどの緊急事態が起きたわけではないが、このような警告や事実情報の提供、行動の呼びかけを目的としたコミュニケーションは、まさにクライシスコミュニケーションの特徴を踏まえたものといえよう。

以後、厚生労働省の重要情報が更新されるたびに、全社員に向けて緊急アラートが発信されるようになった。また同年2月10日には、本感染症に対するガイドラインを策定し、この感染症危機に対して会社・社員ができることをまとめた行動計画が公表された。

さらに翌年6月下旬、政府が新型コロナワクチンの職域接種を開始した直後に、野村グループでは社員へのワクチン接種が実施された。迅速に体制整備や接種を行えたのは、それまでのクライシスコミュニケーションに加え、危機管理委員会と関連部門が役割や指揮命令系統を明確にした上で推進したからである。

2 産業保健専門職によるリスクコミュニケーション

野村グループには健康保険組合に産業保健専門職がいる。健康保険組合は、野村證券グループ、野村総合研究所グループ、野村不動産グループというグループワイドの横断的介入ができる唯一の組織であり、グループ内には専属の産業医や保健師がいない小規模事業所も多数含まれ

るため、そうした専門職の有無の違いによる情報格差を生み出さないように、健康保険組合からも 2020 年 4 月より情報発信が行われた。その第 1 回目の内容は、感染リスク軽減行動、正しい情報を入手する方法、平常時と同じ生活リズムや健康的な生活習慣を維持する方法であった。

さらに健康保険組合では、こうした情報発信だけでなく、野村グループの各事業所の人事責任者を集め、現場の悩みや社員の健診の分析結果などから課題を洗い出して情報を交換し、そして相互理解のための健康管理事業推進会議を以前から開催しており、その会議がパンデミック下でも情報交換の場として活用されていた。実は筆者は、パンデミック下の健康管理事業推進会議で明らかになった課題解決のためのワークショップに講師として登壇したご縁で、この素晴らしいコミュニケーションについて知ることになったのである。

野村證券健康保険組合の保健師 岡田結生子氏によると、野村グループの一社員として国内流行が始まる前から危機管理委員会からの緊急アラートを随時受け取っていたが、おかげで未知のウイルスであっても情報不足による不安は感じず、会社への信頼感が高まったという。周りの同僚も同じ印象だったとのことだ。

また、クライシスコミュニケーションは危機管理委員会が担っているため、いち産業保健師としての岡田氏の役割が、リスクコミュニケーションであることが明確になったという。コロナ禍の日常を送る中で社員の健康リスクを減らせるように、情報に基づく意思決定や行動を促すコミュニケーションに集中ができ、そこでは「（一方的な情報伝達でこちらが伝えたいリスク情報だけを伝えてしまい）社員が知りたい情報を伝えていなかった」などの情報の伝達漏れも生じなかったのではないかと岡田氏は振り返っている。

5 緊急事態下で切り離せない リスクコミュニケーションと クライスコミュニケーション

　ここまで、リスクコミュニケーションとクライスコミュニケーションの違いについて述べてきたが、実は緊急事態下ではリスクコミュニケーションとクライスコミュニケーションは簡単に切り離せない。そこで、米国 CDC ではこの 2 つと課題管理コミュニケーションを統合した、「クライス・緊急事態リスクコミュニケーション（Crisis and Emergency Risk Communication；CERC)」という概念を練り上げ、これを運用している。

1　クライス・緊急事態リスクコミュニケーション

「クライス・緊急事態リスクコミュニケーションとは、個人、ステークホルダー、またはコミュニティ全体が、ほぼ不可能な時間的な制約のなかで、可能な限り彼らのウェルビーイングにとって最善の意思決定ができるように、また、クライスの間、人々が選択の不完全な性質を最終的に受け入れるのを助けるための、専門家による情報提供の取り組みのことである。」[17]

　厳しい時間的制約と不確実性を伴う中で、不完全な情報を基に決定し、しかもその決定は不可逆的となる可能性があるという点が、平時のリスクコミュニケーションとは大きく異なるとして区別している[17]。この点に対応できるようにクライス・緊急事態リスクコミュニケーションでは、クライスコミュニケーションと課題管理コミュニケーションで大切な「説明と説得」の要素と、リスクコミュニケーションで重要な

「意思決定とエンパワメント」の要素を併せ持たせている。

　クライシス・緊急事態リスクコミュニケーションは、緊急事態による厳しい時間的な制約がある中で、命と健康を守る最善の意思決定をするのに必要な情報を人々に提供するコミュニケーションのプロセスのことともいえる[2]。感染症のアウトブレイクや原発事故、テロや自然災害など、どのような緊急事態においても状況は時間の経過とともに変化する。その時系列を、**事前準備期、初動期、維持期、解決期**として整理し、それぞれの場面に応じて、被災住民、現場の対応者、メディアなどの関係者に適切に説明や説得を行い、命や健康を守るための最善の意思決定ができるようにエンパワーすることがこのプロセスでの目的である。

　クライシス・緊急事態リスクコミュニケーションの中心を担うのは、対応結果の影響を受ける専門家である。被害を受けた地域で危機管理を担う行政に所属する医療者や救命救急に携わる医療者ら[17]が含まれる。

2　リスクコミュニケーションの1つとしての　クライシスコミュニケーション

　クライシスコミュニケーションをリスクコミュニケーションの1つとして分類することもあり[18]、実際こうした見方が近年増えている。

　その背景に、**緊急事態によりリスクの影響を受ける人たちがより多くの関与を求めるようになっている**ことがある。2011年の福島第一原子力発電所事故や新型コロナウイルス感染症のパンデミックを思い返しても、ただハザードについての事実情報やリスク回避（避難・予防）行動を伝えるだけでは不十分であることを実感された読者も多いと思う。取りあえずの身の安全を確保したら、人々は「この数値は何を意味するのか」「許容可能なリスクレベルはどれくらいで、その計測はどのように行われているのか」「大人と子どもでリスクの違いはあるのか」「どれくらいの時間の曝露が危険なのか」「なぜこの行動をとることが重要なのか」「日常生活でリスクを減らすために、何をすればいいのか」など、

より詳細なリスクについての説明を求めるようになってきている。福島第一原子力発電所事故の対応では、乳幼児から若年層、妊婦、放射線の感受性の高い人などに対して、放射線被曝のリスクの違いを説明しなかったリスクコミュニケーションの不備が指摘されている[19]。

　被害にあった人々が情報に基づく意思決定ができるように、確実に届く情報伝達経路を用いて迅速に情報を伝え、人々を動員し、事態に関与させエンパワメントを促し、不安から発生するうわさの処理をするなど多様なコミュニケーションが緊急事態下では求められる。だが、こうしたことを効果的に行うには単一のアプローチではなく、いくつかの戦略を組み合わせた包括的なアプローチを用いることが必要であり、実際に推奨されている。WHO では、そうしたリスクコミュニケーション戦略のひとつに、クライシスコミュニケーションの特徴でもある「世評管理」が挙げられ、トレーニングプログラムに組み込まれていた[20]。

　本書でも、こうした方向性に倣い、ここからは「公衆衛生の緊急事態におけるリスクコミュニケーション」を、クライシスコミュニケーションの要素も含むものとして扱っていく。

文献

1　Centers for Disease Control and Prevention（CDC）：CERC Introduction. CERC Manual. 2018
　https://emergency.cdc.gov/cerc/ppt/CERC_Introduction.pdf（2022/9/2 アクセス）

2　蝦名玲子：クライシス・緊急事態リスクコミュニケーション（CERC）：危機下において人々の命と健康を守るための原則と戦略．大修館書店，東京，2020

3　World Health Organization（WHO）：Rapid Risk Assessment of Acute Public Health Events. 2012
　https://www.who.int/publications/i/item/rapid-risk-assessment-of-acute-public-health-events（2022/9/2 アクセス）

4　WHO：Communicating risk in public health emergencies：a WHO guideline for emergency risk communication（ERC）policy and practice. 2017
　https://apps.who.int/iris/handle/10665/259807（2022/9/2 アクセス）

5　WHO：WHO Guidance for the Use of Annex 2 of the INTERNATIONAL HEALTH REGULATIONS（2005）. Decision instrument for the assessment and notification of events that may constitute a public health emergency of international concern. 2008 https://www.who.int/publications/m/item/who-guidance-for-the-use-of-annex-2-of-the-international-health-regulations-(2005)（2022/9/2 アクセス）

6　押谷仁：感染症危機管理のためのリスクマネジメントの考え方．第 80 回日本公衆衛生学会感染症リスクマネジメント研修会，2021

7　National Research Council（NRC）：Improving Risk Communication. National Academy Press, Washington, D.C., 1989

8　文部科学省 安全・安心科学技術及び社会連携委員会：リスクコミュニケーションの推進方策．2014 年 3 月 27 日
https://www.mext.go.jp/b_menu/shingi/gijyutu/gijyutu2/064/houkoku/__icsFiles/afieldfile/2014/04/25/1347292_1.pdf（2022/9/2 アクセス）

9　厚生労働省：危機管理対策マニュアル策定指針【共通編】．2020 年 7 月
https://www.mhlw.go.jp/content/10900000/000656405.pdf（2022/9/2 アクセス）

10　松本淳（編）：市民のための仙台防災枠組 2015-2030．防災・減災日本 CSO ネットワーク，東京，2016
https://sendai-resilience.jp/media/pdf/sfdrr_2.pdf（2022/9/2 アクセス）

11　仲本光一：自治体と保健所におけるリスクコミュニケーションについて．コロナ危機下のリスクコミュニケーション：自治体，保健所，病院，在宅看護の取り組み．シンポジウム 12．第 80 回日本公衆衛生学会，2021

12　Bourrier M：Risk Communication 101：A Few Benchmarks. In Bourrier M, et al.（eds.）：Risk Communication for the Future：Towards Smart Risk Governance and Safety Management. pp 1-14, Springer, Cham, 2018

13　橋本岳：新型コロナウイルス感染症と対峙したダイヤモンド・プリンセス号の四週間―現場責任者による検疫対応の記録―．日本公衆衛生協会，東京，2021

14　Coombs WT, et al.（eds.）：The Handbook of Crisis Communication. Wiley-Blackwell, Malden, MA, 2010

15　Bundy J, et al.：Crises and crisis management：integration, interpretation, and research development. J Manage 43：1661-1692, 2017

16　Mileti DS, et al.：The social psychology of public response to warnings of a nuclear power plant accident. J Hazard Mater 75：181-194, 2000

17　CDC. Crisis and Emergency Risk Communication. 2002
https://www.asset-scienceinsociety.eu/sites/default/files/cdc_risk_communication_book.pdf（2022/9/2 アクセス）

18　Lundgren RE, et al.：Risk Communication：A Handbook for Communicating Environmental, Safety, and Health Risks, 6th ed. Wiley, Hoboken, NJ, 2018

19　The National Diet of Japan：The Official Report of the Fukushima Nuclear Accident Independent Investigation Commission：executive summary. 2012
https://dl.ndl.go.jp/view/download/digidepo_3514606_po_NAIIC_report_hi_res4.pdf?contentNo=1&alternativeNo=（2022/9/2 アクセス）

20　WHO：Risk Communication Strategies.
https://www.who.int/risk-communication/training/Module-B3.pdf（2021/11/6 アクセス）
（以下のサイトに移行されているようである：
https://openwho.org/courses/risk-communication）

2 章

危機管理の流れに応じた
コミュニケーションをとる

公衆衛生の緊急事態では、リスクコミュニケーションはリスクマネジメントの中心に位置付けられる。前章で、事象の探知に続き、リスクコミュニケーションを中心に、「リスクアセスメント」「危機管理対策の実施」「評価」が取り囲むリスクマネジメントサイクルのモデルを紹介したが、このサイクルの各段階においてどのようなリスクコミュニケーションが必要とされるのだろうか？

本章では、危機管理の流れに応じたリスクコミュニケーションの実現を目指して、リスクマネジメントサイクルの各段階で求められるコミュニケーションの準備と実践について深く見ていこう。

1 リスクアセスメント時のコミュニケーション

　リスクマネジメントサイクルのモデル¹にあるように、リスクマネジメントでは事象を探知したら、まず事象のリスクレベルを明らかにするためにリスクアセスメントが行われる。その際に行われるリスクコミュニケーションのポイントは、「ステークホルダーの特定・確認」と、「コミュニケーション戦略の合意」である。

　オペレーション的なコミュニケーションでは、情報を伝えるべき関係者は誰なのかを洗い出す。続けて、リスクアセスメントチームとリスク管理チーム間における双方向コミュニケーションの方法、現場と協力機関への情報発信の方法、現場からのフィードバックを得る方法、それらコミュニケーションを行う主体や各自の役割と責任などを決定する。つまり、リスクアセスメントの結果を、誰が、誰に、どのような方法で伝え、フィードバックを得て、危機管理に反映するか、を決めていく。

　同様に、一般の人々（パブリック）へのコミュニケーションでも、事象の影響を受けそうな人々を洗い出し、「誰が、誰に、いつ、何を、どのように表現し、どの方法で伝え、どのようにニーズを拾い上げるか」などを役割と責任のセットで決めていく。

1 コミュニケーション戦略

　こうした各関係者とのコミュニケーションの役割や責任、方法などを決めたものを「コミュニケーション戦略」という。これをまず策定し、関係者から合意を得ておくことが、迅速かつ適切なコミュニケーションに不可欠である。

　コミュニケーション戦略は平時に決めておくことが望ましい。これを

「戦略的コミュニケーション計画」と呼ぶ。事前に策定しておくことで、緊急事態下の厳しい時間的制約の中でも、関係者への情報の伝え忘れといった事態を防ぐことができるだけでなく、オペレーションに必要なさまざまな双方向コミュニケーション（現場のニーズの把握、協力機関への指示や情報共有など）が効率よく迅速に行える。

戦略的コミュニケーション計画の策定に際して、パブリックへのコミュニケーションでは、対象を「一般の人々」とひとくくりにしない方がよい。例えば、被災者と被災していない近隣住民、リスクに脆弱な人々とそうでない人々など、特性によって情報のニーズが異なるからだ。このため、戦略的コミュニケーション計画では、誰がリスクの影響を受けるのかを明らかにし、情報の受け手側のニーズを整理しておくことで、緊急時に各者のニーズに合った情報をタイムリーに伝えることができる。

まとめると戦略的コミュニケーション計画には2つの側面がある。1つが危機管理チームが全ての関係者と適切にコミュニケーションをとるための戦略であり、もう1つはリスクの影響を受ける人々のニーズに合った情報を伝えるための戦略である。

しかし、平時からの備えといってもそれができない環境もあるだろう。その場合には、事象を探知した直後（リスクアセスメントの初期）の段階で迅速にコミュニケーション戦略を策定し、関係者間で合意を得るようにする。もちろん平時から備えていた場合と違い、即時対応的なコミュニケーション戦略の立案は、時間の制約もあり非常に厳しいものとなることを覚悟しておく必要がある。

2 リスクアセスメントの考え方

そもそもリスクアセスメントはどのようになされるものなのか。簡単に説明しておこう。

❶ リスクは、ハザード、曝露、文脈の３つの側面からアセスメントする

まず、事象に気付いたら、その事象の原因と思われるハザードの候補を挙げ、各ハザード候補の特徴を明確にし、順位付けをして、最も有力な原因を見極める。

次に、曝露された、またはその可能性のある人数や集団数や、そのうちの感受性の高い（例：免疫がないなど）人数や集団数を推定する。感染症であればヒト-ヒト感染などの感染様式、病原体や毒素などの用量反応、潜伏期間、致死率、基本再生産数などの伝播性の推定、曝露された集団のワクチン接種状況などの情報に基づいて推定される。

それから、事象が発生している環境や背景にある状況、つまりは文脈を評価する。ここでは、リスクに影響を与える社会的、技術的、科学的、経済的、環境的、倫理的、政策・政治的すべての要因を考慮しなくてはならないと WHO は述べている。感染症であれば、季節（気候）など物理的な環境、医療提供体制や検査体制などのインフラの状態、年齢や基礎疾患など対象とする人々の健康状態、文化的慣習や信念などからリスクを推定する。

❷ リスクを判定する

３側面からのアセスメントを終えたらリスクのレベルを割り当てる。これを「リスク判定」と呼ぶ。WHO はリスク判定に役立つツールとして「リスクマトリックス」（図 2-1）を示している。縦軸が「可能性（likelihood）」、横軸が「結果の重大性（consequence）」となっており、判定は、公衆衛生の緊急事態へと発展する「可能性」と、事態が起きたときの結果がどれほどのインパクトをもたらすものかを推定した「結果の重大性」から算出される。

例えば新型コロナウイルス感染症の流行下では、さまざまな場所でクラスターが発生したが、そのときのリスク判定の考え方は次のようになる。

まず病院でクラスターが発生した場合、病院から地域に広がる可能性

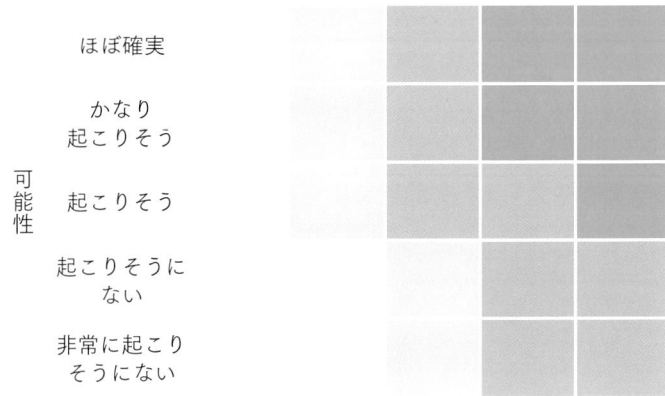

図 2-1　リスクマトリックス

〔WHO：Rapid Risk Assessment of Acute Public Health Events. 2012
https://www.who.int/publications/i/item/rapid-risk-assessment-of-
acute-public-health-events より筆者訳〕

は限定的かもしれないが、院内には多くの入院患者がおり、深刻な結果
をもたらす可能性が高い（WHO は医療スタッフ間の感染を公衆衛生の深刻
性の高い事例として挙げている[2]）。一方で、歓楽街の飲食店でクラスター
が発生した場合、曝露の可能性がある人たちは 1 人で外出して歓楽街
で楽しめるほどの健康レベルを保持した人たちなのでその深刻性は限定
的になるが、追跡調査が難しく、地域に広がる可能性が高くなる、と考
える[3]。緊急事態では、人的リソースのみならずあらゆる資材が限られ
る。リスクの判定は、対応の優先順位を視覚化し、限られたリソースの
割当を検討するのに役立つ。また、このリスクマトリックスは、危機管
理対策の前後での評価や変化を記録するのにも役立つ[1]。

　公衆衛生の緊急事態においては、入手できる定量的データが限られる
ことも多く、その場合にはリスクが定性的に検討される。新型コロナウ
イルス感染症の流行による第 1 回緊急事態宣言が 2020 年 4 月に出さ
れたとき、その解除や再宣言を行うための数値による判断基準は示され
なかった。これは不確実性を伴い、リスクが定性的にも検討された上で

総合的に判断されたからだろう。この根底には「予防原則」の考え方がある。予防原則とは、現状で科学的な情報が十分に入手できないとしても、公共的観点から予防的に規制した方がよいと判断できる場合に、費用対効果を勘案しつつ、規制を行うこともあり得るという考え方である。危機管理は全てを科学的根拠に基づいてできるという類のものではないのだ。

2 危機管理対策の実施時の
コミュニケーション

アセスメントによって、リスクが高いと判定されたら次は「危機管理対策の実施」である。この段階のリスクコミュニケーションは、「コミュニケーション戦略（あるいは、戦略的コミュニケーション計画）に基づいて、対策の実施前から後に至るまで、リスク管理者、リスク評価者、現場対応者、協力機関、被害を受けた人々などの間で、迅速かつ透明性を保った双方向のコミュニケーションを絶やさないようにする」ことに限る。

オペレーション的なコミュニケーションでは、リスク評価者とリスク管理者などの危機管理関係者間のリスクアセスメントの結果についての情報共有や調整から始まる。初動の方針が決まったら、その情報を現場職員や外部の協力機関に速やかに伝え、それと並行して、現場や外部協力機関から本部に寄せられた情報や意見などを危機管理に反映させるといった双方向のコミュニケーションを中断させないことが求められる。

パブリックへのコミュニケーションでも、速やかな情報公開や双方向のコミュニケーションは欠かせない。一般市民にリスクの性質とレベル、そのリスクを最小化するための行動など、リスクアセスメントから明らかになった結果を伝えることが主となる[1]。その際、共感を示す、人々のニーズやリスク認知・感情に合わせたコミュニケーションをとる、コミュニティ・エンゲージメントを実践する、高度で専門的なリスク情報を市民に分かるように伝える、マスメディアと協力する、スティグマや虚偽情報の対応をするなど状況に応じた多様なコミュニケーションが求められる。

いずれにせよ、常に意識しておきたいことは**相互作用性**である。情報の受け手となる人々——それが現場で対応している職員であれ、被害を受けた住民であれ——のニーズを把握し、そのニーズに合った情報をタ

イムリーに伝える。もちろんコミュニケーションの透明性の確保や分かりやすさを忘れてはならない。情報を提供した際には反応を確認し、現行の対策や次に伝える情報に反映させる。互いに作用するやりとりを心がけることで、適切な危機管理と信頼の醸成、望まれる意思決定や行動変容の促しが実現されるのである。

3 評価時のコミュニケーション

　リスクマネジメントサイクルの最後の段階は「評価」である。ここでの「評価」は次の2つの意味がある。

- 危機管理対策によるリスクの変化にフォーカスした継続的なモニタリング
- 緊急事態収束後に行うリスクマネジメントについての最終評価

1　モニタリングでのコミュニケーション

　モニタリングの段階では、「モニタリング結果を危機管理に携わる関係者と共有し改善に役立てる」「市民への報告を行う」など、ここでもオペレーションの関係者とパブリックの両方との継続的なリスクコミュニケーションが求められる。今般の新型コロナウイルス感染症のように、ウイルスの変異や医療資源の逼迫、ワクチンの開発などの変化が起きれば、リスクアセスメントから始まるサイクルをその都度繰り返す。

2　最終評価でのコミュニケーション

　最終評価時のリスクコミュニケーションでは、「今回の対応から得られた教訓についての話し合い」と「次の緊急事態への備えについての話し合いと教育」が肝要となる。
　まずオペレーション的なコミュニケーションでは、これまでの対応を報告書にまとめ組織の管理者に提出し、さらに組織内の職員や協力機関とも評価結果を共有する。今回の危機管理やリスクコミュニケーション

でうまくいった点やいかなかった点を振り返り、次回の有事に備える準備を行い、現在の危機管理計画や戦略的コミュニケーション計画を改善する。記憶が新しいうちに、職員や協力機関の職員を集めて次の緊急事態に備えたワークショップを行うことも有効だ。

　パブリックへのコミュニケーションでは、被害を受けた人々が人生を諦めることなくまた歩み始められるように、そして被災したコミュニティが活気を取り戻せるように支えることが求められる。市民に対しても記憶が新しく危機意識が高いうちに次の緊急事態に備えた話し合いや教育を行っておきたい。

3 リスクマネジメントサイクルとリスクコミュニケーション

　リスクマネジメントサイクルの中で、どのようなリスクコミュニケーションが求められるかがお分かりいただけたと思う。しかし、とにもかくにも、やはり最初が肝心である。事象を探知した直後に、できるだけ速やかにコミュニケーション戦略を（あるいは、平時に戦略的コミュニケーション計画を）策定しておくことが効果的なリスクコミュニケーションの実現には不可欠なのである。

　「誰が、誰に、いつ、何を、どのように表現し、どの方法で伝え、どのように現場のニーズを拾い上げるか」
　これらのポイントを最初に決めておくことが、混乱する緊急事態の中で適切なリスクコミュニケーションをとるためには必要なのだ。

文献

| WHO：Rapid Risk Assessment of Acute Public Health Events. 2012
　https://www.who.int/publications/i/item/rapid-risk-assessment-of-acute-public-health-

events（2022/9/2 アクセス）

2 WHO：WHO Guidance for the Use of Annex 2 of the INTERNATIONAL HEALTH REGULA-TIONS（2005）. Decision instrument for the assessment and notification of events that may constitute a public health emergency of international concern. 2008
https://www.who.int/publications/m/item/who-guidance-for-the-use-of-annex-2-of-the-international-health-regulations-(2005)（2022/9/2 アクセス）

3 中島一敏：感染症リスクアセスメント研修会グループワークオリエンテーション．第 80 回日本公衆衛生学会，2021

4 吉川肇子（編著）：健康リスク・コミュニケーションの手引き．ナカニシヤ出版，京都，2009

3章

初動のコミュニケーションで
信頼の土台を築く

緊急事態に直面すると、人々は恐怖や不安などの感情の高まりが生じる。特に緊急事態発生直後の初動時には、情報を伝える側も冷静でいることは難しく、何を伝えればよいのか判断ができないまま、不適切な発言をしてしまうことは珍しくない。結果として、人々からの反感を招きその後の対応への理解や協力が得られないという事態になってしまう。

そんな残念な結果を防ぐために役立つのが、米国CDCが開発した「クライシス・緊急事態リスクコミュニケーション（CERC）リズム」という理論だ。この理論によると、初動時のコミュニケーションでは「共感」「リスクの説明」「行動の促進」「対応の説明」という4つの要素を入れることが肝となる[1,2]。そこで本章では、これら4要素の概説とリスクコミュニケーションをとる際に留意したいポイントを見ていく。

1 共感

　ある事象により人々の不安が高まっており、不確実なことが多いときや、即時対応が求められ時間的な制約があるときなどに、ついつい忘れがちになってしまうのが「共感」である。だが、この共感こそが緊急事態下では非常に重要になる。

1 共感には事象や懸念に気付いていることを知らせる意味がある

　不安が駆り立てられるような事象が起きているとき、リーダーシップを取るべき主体がその事象についての言及を避ける行動をとったとすれば、「この状況に気付いていないのではないか？　そんな組織に対応を任せて大丈夫か？」と責任者の能力に疑念が持たれ、容易に信用が失われる。

　2020年1月の春節連休前、武漢市で新型コロナウイルス感染症のアウトブレイクが起きていた中国から70万人にもおよぶ中国人観光客が訪日するといわれ、国民の不安や懸念が高まっていた。こうしたときにはまず「この状況について不安を覚えられていることと思います」と組織のトップが共感を表明し、事象や懸念に気付いていることを人々に知らせることが重要である[2]。例えば同時期〔WHOが新型コロナウイルス感染症を国際的に懸念される公衆衛生上の緊急事態（PHEIC）と宣言する前〕に、シンガポールでは国民の懸念に気付いたリー・シェンロン首相が自身のSNSを通して共感の意を伝えていた[3]。

「中国武漢のコロナウイルスについて懸念しているという多くのメッセージを受け取りました。私は皆さまの気持ちを完全に理解しています。」

こうした共感の表明の後に、リー首相は、「対応の説明」「リスクの説明」「行動の促進」という「CERCリズム」で推奨されている残りの3要素の入った言葉を続けた。

・対応の説明
　「状況は急速に進展しています。このため私たちは緊急時対応計画を始動させ、全ての機関が協働しています。病院や医療従事者も万全の準備が整っています。私たちは2003年の重症急性呼吸器症候群（SARS）以来、こうした事態に備えてきました。」
・リスクの説明
　「専門家は、このウイルスはSARSよりも死には至りにくいが、より感染力が高いと考えています。罹患者は症状が出る前にすでに伝染性がある可能性もあります。もしそうであれば、新たな症例をスクリーニング・検出し、感染を止めることが難しくなることが予測されます。……国内の特定の場所での感染伝播や市中感染はまだ発生していませんが、今後起こる可能性があります。このため、私たちは備えておかなければなりません。」
・行動の促進
　「皆さまには冷静でいていただきたい。感染症対策を実施することでウイルスからの感染を防ぐことができます。定期的に手を洗い、体調が悪いときは早急に医療アドバイスを求め、マスクをつけてください。……最後に、うわさや事実ではない報告に耳を傾けたり、広めたりしないでください。責任を持ってニュースを共有することは、私たちが身を守るために重要な方法です。信頼できる情報源からの最新情報は、ここから得ることができます。」

　リー首相はこのように述べ、保健省をはじめ、信頼できる情報提供先のリンクをリストアップしたのである。「共感」「対応の説明」「リスクの説明」「行動の促進」——。「CERCリズム」の理論で推奨されている4つの要素の入ったこの一連の情報発信は、人々の不安を駆り立てる事

象が起きているときの初動時のリスクコミュニケーションの好例である。また、WHO が PHEIC を宣言する前にここまで事象について把握されていた、その情報収集力やリスクアセスメント力も大変な評価に値する。

2 共感は信頼関係を構築するための第一歩

高ストレス下で人間は、専門家の卓抜した能力よりも、自分を気にかけてくれているか、思いやりや共感を示してくれるかを気にする。そして、専門家を信頼するかどうか判断する要因の１つもまた、思いやりと共感である。人々の不安や懸念が高まっていることに気付き、その懸念に応答するようなコミュニケーションをとることで、人々は自分たちがケアされていると知る。これが信頼関係構築の第一歩である。当然、人々の懸念に適切に応答すれば、その人物の能力や専門性も高いと評価され、そこで信頼関係が醸成されれば伝えた内容も受け入れられやすくなる。

緊急事態の渦中で悠長に共感の言葉を伝えている暇なんてない！ と思われる人もいると思う。確かに事故の発生直後、警報を出す場面では少しの時間も無駄にはできないが、ひとまず身の安全を確保できたならば、リスク下にある人々（市民だけでなく現場対応者ももちろん含まれる）は、現在どのようなリスクにさらされていて、そのレベルはどの程度かについての情報を求めるようになる。そうした情報を求められたときに、ただ事実を伝えるだけに終わらず、人々の恐怖や不安、懸念などに気付いていること＝共感を示すことは信頼関係の構築にとって極めて重要だ。

3 共感はわざとらしい？

「共感を言葉に表して伝える」と言うと、そこに作為やわざとらしさ

を感じる人もいるようだ。「これ（共感を伝えること）はアメリカ人が考えた理論なので、日本人には向かないのでは？」と実際に質問されたこともある。しかし共感の言葉とは、相手の感情を正確に表した寄り添いの言葉であり、それを述べたからといってわざとらしくはならないものだ。筆者のリスクコミュニケーションセミナーで、とある受講者がこんな話をしてくれた。新型コロナウイルス感染症の流行下で上司から、看護スタッフ一同に、「日々、感染への恐怖や不安もある中で大変だと思いますが、職務をまっとうしてくれてありがとうございます」という言葉がかけられた。続けて、出勤停止になっているスタッフたちが患者や同僚に対して感じていた申し訳なさや自責、仕事を完遂できないことへの不全感について触れ、「もし出勤停止になってもそうした思いを抱く必要はありません」「誰が感染してもおかしくない状況です。もし皆さんが陽性になったときにも、安心して言ってください。必ず守ります」と述べたという。この言葉を聞いたとき、自分の気持ちが分かってもらえている、職場に守られていると感じ、心が落ち着いたとその受講者は語ってくれた。これこそが共感の言葉であり、その効用である。

　緊急事態が起きると、人はさまざまな感情を抱く。不安、恐怖、つらさ、孤独、猜疑心……。感情に寄り添った言葉をかけることが、相手の気持ちを理解しているのだというメッセージとなり、それが緊急事態でこそ求められるのである。

4　早期の共感はラポールの構築につながる

　緊急事態の初動時という早い段階で人々の気持ちに寄り添うことには、「これは皆で取り組むべき挑戦だ」という意識を芽生えさせ、団結の姿勢へとつなげやすくなるというメリットもある。この効果は事態の進展につれてより大きくなっていく。というのも、**早期の共感はラポール（安心して交流を行える関係）構築につながっており**、結果としてその後の対応への理解や協力が得やすくなるからである。

2 リスクの説明

　初動時は十分な情報がなく不確実なことが多い。しかし、それでもリスクについて説明をする必要がある。不確実な中でリスク情報を伝えなくてはならない主な理由として次の4つがある。

1 不確実な中でリスク情報を伝える理由

❶命と健康を守るため

　1つ目は、人々の命と健康を守るためである。全ての情報がそろい確実になるまで待っていては、情報発信のタイミングが遅れ、人々の命や健康を危険にさらすことになりかねない。2011年の福島第一原子力発電所事故では、東京電力は事故後の早い段階で「メルトダウン（炉心溶融）」の可能性を認識していたにもかかわらず、国民への公表は事故発生から2か月たったタイミングであった。東京電力は公表が遅れた理由をいくつか挙げたが、その中には事実やデータに基づかない臆測による説明を極力回避していたから、というものがあり、その妥当性が検証されている[6]。全ての情報がそろい確実になるまで情報開示を待つことは、ときとして周辺住民の命と健康を危険にさらすことを意味する。

❷信頼の構築のため

　2つ目は信頼構築のためである。先ほどの東京電力の事例のように、メルトダウンの可能性を認識していたのにそれを伝えなければ、情報源として信頼されるはずがない。不確実なことがあっても、どこまでが確実でどこからが不確実なのかを正確に、透明性を持って伝えることで信頼は得られるのだ[1,2]。また、状況が把握できていないにもかかわらず、分かったふりをして誤った情報を伝えることは言語道断である。人々の

命や健康を危険にさらしかねず、その結果、情報源としての信頼は失われる。

❸危機管理対策の変更がしやすくなるため

　3つ目が、その後の危機管理対策や方針の変更がしやすくなるためである。緊急事態下では情報が日々更新され、それに基づくリスクアセスメントも中断なく行われるので、危機管理対策や方針を短いスパンで変えることが少なくない。

　そうした変更の際、それまで不確実性について言及せず、全てを把握できているかのように自信を持った発言をし続けていると、いざ方針の変更という場面で口が重たくなってしまう。情報の受け手側も変更の理由について話されたところで、感情的に納得することができず変更を受け入れがたく思うからである。往々にして情報発信者は過去の情報が誤っていたことを認めずに、変更点だけを何ごともなかったかのように伝えることも多い。しかし、それは極めて不誠実な態度であり、受け手側の疑心暗鬼を増長させる。

❹虚偽情報による社会的混乱を防ぐため

　4つ目が、虚偽情報による社会的混乱を防ぐためである。緊急事態下で情報を提供すべき役割を担う組織が、全ての情報がそろい、確実になるまで公的見解を伝えないと、その間、人々の情報欲求が満たされない空白の時間が生まれる。「何が起きているのか」と情報を求める人々はうわさや臆測、非科学的な理論などで自らの情報欲求を満たそうとし、虚偽の情報が急速に広がり社会的混乱を引き起こす。各個人が情報の発信・拡散力を持っている現代においては特に、こうした虚偽情報を含む情報の過多状態（インフォデミック）が問題となる。

2 不確実なことを伝えるときのポイント

❶線引きを明確にする

　不確実なことを伝えるときには、まず暫定的な情報であることをしっかりと伝える。その上で、現時点で分かっていることと不確実なことを明示することが重要である。線引きが明確にされていれば、リスクの全体像が把握しやすくなる。リスクを誤解して危険な行動に走ったり、情報の不足に由来する恐怖やパニックに陥ったり、偽情報などの怪しい情報源に頼るのを防ぐことができる。

　こうした線引きに関連して、専門家が「リスクを正しく理解しよう」と発言するのをよく耳にすることがある。一見この発言は良い啓蒙のように思えるが、一般の人々からすると難しい。専門家はリスクについてどこまでが分かっていて、どこからが分からないのかの線引きができ、さらには不確実性をいかに判断すればよいのか、その考え方を理解できている。つまり、リスクの全体像が見えやすい立場なのだ。専門家と市民が同じ知識量を持つ必要はもちろんないが、リスクコミュニケーションを通して、理解レベルを合わせていくことが重要である。

❷解明や意思決定のプロセスに透明性を持たせる

　リスクの解明のために何をしているのかは簡潔明瞭に説明する。説明の際には、解明のために誰が誰と協力して何をしているか、いつ頃結果を伝えられそうか、という情報を提供する。また情報の受け手側からすると、不確実性が高い状況でどのようにリスクアセスメントや意思決定が行われているのか、疑問に思うものである。意思決定に対する納得から協力的な行動へとつなげていくためには、意思決定に至るまでのプロセスに透明性を持たせることが大きな鍵となる。危機管理の中枢にいるリスク管理者や評価者はあらゆる意思決定に関わる当事者であるため、そのプロセス（不確実性の判断についての考え方やそれに基づく方針の決定など）は自明のことだが、それ以外の、被災した地域の住民や現場ス

タッフ、協力機関などの関係者たちにとっては伝えられなければ分からないものであることを忘れてはならない。

　不確かさが伴うために、専門家間で見解に相違が生じることもある。そのような状況でのリスク情報は、それぞれの見解の根拠について、人々が検証できるような状態にしておかなくてはならない。検証可能性を高めるためには、「情報の根拠」「その検討過程」「情報の修正・更新の履歴」などを迅速に公開する方法がある。文部科学省はこの手法を用いて、立場や見解の異なる関係者が独立して検証し、相互参照が行われることで、情報やデータの信頼性が高まると述べている[8]。

　意見の多様性を認める発言をすることで混乱や戸惑いを抑えることができるという指摘もある[9]。ブリーフィングなどでは「今、お示ししたこのデータから我々はこのように考えています。しかし別の見解を述べる専門家もいます。彼らは我々とは別の、こういった観点から導き出してその見解を述べています」と説明すればリスク管理者が別の専門家の見解についても知った上で意思決定をしていることを示すことができる（これは別の専門家の見解がすでに広まっている場合には特に大切となるだろう）。「なぜその専門家の見解が採用されたのか」の意思決定のプロセスが透明化されるだけではなく、公平性を持って情報提供していることを示すことにもなる。するとそれを聞いた人々のリスクについての理解レベルや納得感が高まり、情報源としてもより信頼されやすくなるだろう。

❸不確実なことがある中でも、とるべき行動を伝える

　不確実性を伴う状況で最も重要なことは明確にリスク回避・軽減行動を伝えることである[2]。順序としては、分かっていることと不確実なことを伝えた後に、不確実なことが存在する中でとるべき行動を伝えるのがよいだろう。ここで1つ例を出したい。新型コロナウイルス感染症の流行初期に、高齢者施設で働く管理職によるスタッフへのコミュニケーションである。

■「現時点では、飛沫感染と接触感染の2つの感染経路が確認されています。」

　　→分かっていること

■「空気感染という感染経路の報告もありますが、結論付けるにはさらなる証拠が必要だと国は公表しています。」

　　→不確実なこと

■「念のため私たちの施設では、可能性のあるこれら3つの感染経路全てに気を付け、感染経路別予防策をとってください。」

　　→行動

　このような順序構成にし、不確実なことがある中でもとるべき行動を明確に伝えることで、スタッフは迷いなく予防行動をとることができる。

❹国や専門機関、専門家からの情報を伝えるとき

　国や専門機関、専門家からの情報ははっきりと伝えたい。例えば、すでに分かっていることであれば「厚生労働省の研究班の調査では、○○○という結果が得られました」、不確実なことであれば「これらの点については解明されていませんが、現在保健所と協力して調査しています」と伝えるのだ[2]。「この行動をとっても大丈夫なようです」といったあいまいな表現、「○○○だそうです」のような伝聞形式の言い回しは無責任と捉えられたり、不安感を抱かせることになりかねない[10]。そう感じさせないためにも明言することが重要なのである。

　また、絶対に安全な場合を除いては、安全性の保証を安易に行ってはならない。安全性について述べるのであれば、「（このデータを見る限り）安全性は高いといえます」という表現が適切である[10]。

3 一貫性を持たせて最新情報を伝え続ける

❶関係する組織間で情報を統一し、繰り返す

　一貫性を持たせて情報を伝えるのも重要である。ここでの「一貫性」とは、どのような意味だろうか？ それは、複数の情報源から異なる情報を出さないことである。複数の情報源が整合性のない情報を出すと混乱を招くため、関係する組織間で情報の発信元や内容についてはあらかじめ調整しなくてはならない。

　国も、自治体も、保健所も、職場の産業保健専門職もいずれもが同じ内容の情報を発信し、さまざまなコミュニケーション手段を通じて、何度も同じことが繰り返される——こうした反復作業的な一貫性のある情報提供が緊急事態下では求められるのだ。

❷情報の更新が前提にある伝え方をする

　「一貫性」を保つには、言うことがコロコロと変わることなく、矛盾を感じさせないことも重要である。緊急時では、日々リスクについての情報が変わり、情報の受け手から「情報に振り回されているようだが大丈夫か」「あのとき言っていたことと違うではないか」といった不安や批判の声が起こりやすい。こうしたことへの予防策として、常に情報が変わることを事前に予告する方法がある。例えば、「この情報は、現時点で分かっている情報に基づいたものであり、今後も新たな情報が更新されていくので、常に〇〇（院内イントラネット、電子カルテ、会見、ウェブサイト、メールなど）をチェックしてください」と伝えるだけでも十分効果がある。

　同様に情報の更新を前提として最新情報を伝え続けることで、内容が変わることによる不安や批判は生じにくくなる。「新たな知見の蓄積に伴い、この内容は逐次更新される予定です」と表現すればよいだろう。現在提供されている情報が変わることに対して心の準備ができていれば、仮に新たな知見により情報が変わったとしても、人は一貫性を感じ

受け入れやすくなるのである。

❸誤りを認める

新たな知見により、対策や方針が変わる際には、過去の情報の誤りを認め、根拠となる新たな情報とともに方針の変更を伝えることが重要である。新たな知見によって判明した誤りを認め、情報を更新していく。誤りを認めずに情報の更新だけをすると、その姿勢が不誠実だと捉えられる。

また、重要なポイントとして、緊急事態下で人が最も集中力を注ぐのは最初に耳にする情報である[2, 11]。新情報が出てきたのであれば、過去の情報の誤りを公式に認めた上で情報が変わったことをはっきりしっかりと伝えることで、人々の耳目を集めることができる。

❹新旧の情報を混在させない

情報が錯綜し混乱が起こる理由として、新情報として更新されたにもかかわらず古い情報が残ってしまっているミスが挙げられる。文書、ウェブページ、ソーシャルメディアなどで情報発信するときには、その全てに発出した日付や時間を記載しどれが最新情報かひと目で分かるようにする。タイトル付けにもルールを設け、例えば「暫定版」「仮」などの言葉を付し、最後のバージョンを「最新版」とする。また、日ごろからの事前準備として、最新情報を迅速に届け、古い情報や勧告を新しいものに更新できる情報システムの体制を整えておくことも非常に重要である。

3 行動の促進

1 ストレスを感じると人の情報処理能力は劇的に落ちる

　高いリスクにさらされていることを認知した状況下では、情報を理解し記憶する人間の能力は劇的に落ちる。こうした情報処理能力の低下は、「メンタルノイズ理論」[1] で示されており、その能力は最悪平時の2割程度にまで落ちるというのだから、いかに情報が伝わりにくくなるかが分かるだろう。伝えたから「伝わる」とは限らない。このため、短く、簡潔明瞭に、繰り返し、関係者が皆同じことを伝えることが重要となる[2]。緊急事態下での行動の促進とは、リスクを回避したり軽減したりする行動や解決に向けた動きを人々に促すことである。これら行動の促進を実現するためにも、上記ポイントを押さえて情報を伝えるようにしたい。

2 とるべき行動は迷う余地の無い伝え方をする

　リスク下では人間の情報処理能力が落ちる傾向があるからこそ、リスクを回避するためにとるべき行動は、情報の受け手となる人々に考えさせるのではなく、迷う余地の無いように、「この行動をとってください」とシンプルな伝え方をすることが必須である[3]。「いつ（どんな場面で）、何をするか」を簡潔明瞭に伝えるのだ。

　これは現場対応スタッフに指示を出すときも同様である。新型コロナウイルス感染症のクラスター発生病院で、通常の水準での看護ケアの提供が困難になった際、優先順位を判断して実施するよう看護スタッフに伝えたところ、看護スタッフが個人で判断することは負担が大きいこと

が実態調査において報告されている[12]。人の情報処理能力が落ちている初動時には、相手に考えさせるのではなく、指示を出す側がやるべきことを短い言葉ではっきりと伝えることが重要となる。

3 「意味がある」と思える行動を促進する

リスク回避・軽減行動だけでなく、人々が「意味がある」と思える行動を促進することも大切である[1]。つまり「これをやることがリスクマネジメントの役に立つんだ」と思える協力行動を促すのである。被災地などで物資の寄付を呼びかけると、あっという間に大量の物資が集まるが、これは人間が利他的であること、また緊急事態下では「自分たちは被害を受けるだけの無力な存在ではなく、状況をコントロールすることができる」感覚（コントロール感；sense of control）[13]を求めていることの現れである[2]。そうした意味の感じられる行動を促し、その欲求を満たすことを目指したい。さらにこうした行動の促進には、「皆で団結すれば、この困難を乗り越えられる」という助け合いの精神や団結力を高めるムーブメントを育みやすくなるというメリットもある。

4 対応の説明

1 透明性を持たせた説明をする

　リスク下にある市民や現場対応者らは、リスクを管理するために、今何がなされているのかを知りたいと思うものだ。そこで組織においては対応や説明に透明性を持たせることが必要となる。

　組織からの説明に当たっては、「今何がなされているのか」だけでなく、方針や見通しも伝えることが望ましい。対応の全体像が把握しやすくなるからである。リスクマネジメントの中枢にいる人たちは全体像を当然把握しているわけだが、同じ組織でも職階や職種が異なる人たちや、その外部の協力機関の人たち、そして一般の市民は、全体像は分からない。このためコミュニケーションを通して、対応の全体像を可視化させることが重要となる。「現在どのように情報収集や意思決定がなされているか」「どの組織と協力しているのか」「どのような見通しを立てているのか」など、事態解決までのプロセスが明瞭になるような情報伝達を行う。これがコミュニケーションに透明性を持たせる、ということである。

2 高ストレス下では人々はポジティブな情報よりもネガティブな情報に重きを置く

　一般的に、ネガティブな情報とポジティブな情報の関係は非対称であり、ネガティブな情報により重きが置かれるものだが、その傾向は高ストレス下でさらに高まる。危機管理の担当者としてうまくいかなかったことばかりを批判され不満を抱かれている方もいるだろうが、それは

この認知の特徴によるものである。

　こうした人間の特徴を踏まえると、危機管理対策で現在行われていること、そしてそこから得られた成果（それが小さな成果だとしても）、これを強調し繰り返すことは重要である。

＊

　緊急事態発生後の初動時のコミュニケーションの印象は、後々まで強く残る。最初に人々の心をつかみ、信頼の土台が築けたら、その後人々は危機管理対策の指示に沿った選択や行動をとってくれるだろう。逆に、最初に信用できないと判断されてしまったら、何をどう言っても信じてもらえなくなり、その失った信頼を取り戻すのに時間と労力を要し、その後のコミュニケーションは困難を極めることになる。

　初動の段階で不適切な発言をして信頼を失わないためにも、本章で述べたポイントを覚えておきたい。まず共感を言葉で伝え、その感情に寄り添う。それから話しやすい順番でリスクや対応の説明をし、行動を促す——これを実践することで、初動の段階で信頼の土台が構築でき、その後の危機管理対策の指示に沿った選択や行動が得られやすくなるだろう。

文献

1　Centers for Disease Control and Prevention（CDC）：CERC Introduction. CERC Manual. 2018
　https://emergency.cdc.gov/cerc/ppt/CERC_Introduction.pdf（2022/9/2 アクセス）
2　蝦名玲子：クライシス・緊急事態リスクコミュニケーション（CERC）：危機下において人々の命と健康を守るための原則と戦略．大修館書店，東京，2020
3　リー・シェンロン首相の 2020 年 1 月 28 日の Facebook 記事
　https://www.facebook.com/leehsienloong（2020/2/29 アクセス）
4　Covello VT, et al.：Risk communication, the West Nile virus epidemic, and bioterrorism：responding to the communication challenges posed by the intentional or unintentional release of a pathogen in an urban setting. J Urban Health 78：382-391, 2001
5　Covello V：Risk communication and occupational medicine. J Occup Med 35：18-19,

1993

6 新潟県：メルトダウンの公表に関するこれまでの検証状況について．2016 年 3 月 23 日
https://www.pref.niigata.lg.jp/uploaded/attachment/36560.pdf（2022/9/2 アクセス）

7 WHO：Communicating and Managing Uncertainty in the COVID-19 Pandemic：A quick guide. 27 May 2020
https://www.who.int/docs/default-source/searo/whe/coronavirus19/managing-uncertainty-in-covid-19-a-quick-guide.pdf（2022/9/2 アクセス）

8 文部科学省 安全・安心科学技術及び社会連携委員会：リスクコミュニケーションの推進方策．2014 年 3 月 27 日
https://www.mext.go.jp/b_menu/shingi/gijyutu/gijyutu2/064/houkoku/__icsFiles/afieldfile/2014/04/25/1347292_1.pdf（2022/9/2 アクセス）

9 Sandman PM：Risk ＝ Hazard ＋ Outrage：Risk Communication & a critique of COVID-19 Communication. 2021
https://www.youtube.com/watch?v=OIGeWC8j-Zo（2022/9/2 アクセス）

10 吉川肇子（編著）：健康リスク・コミュニケーションの手引き．ナカニシヤ出版，京都，2009

11 Covello VT, et al.：Risk Communication - Principles, Tools, & Techniques. U.S. Nuclear Regulatory Commission（U.S.NRC）, Washington, D.C., 2010
https://www.nrc.gov/docs/ML1015/ML101590283.pdf（2022/9/2 アクセス）

12 武村雪絵，他：新型コロナウイルス感染症に対応する看護職員の確保及び最適なマネジメント検討に向けた実態調査研究．令和 2 年度厚生労働行政推進調査事業費補助金（厚生労働科学特別研究事業）．厚生労働省，東京，2021
https://mhlw-grants.niph.go.jp/system/files/report_pdf/202006027A-sokatsu_0.pdf（2022/9/2 アクセス）

13 Centers for Disease Control and Prevention（CDC）：Crisis Emergency Risk Communication Checklist：Basic tenets of emergency risk communication. Version 15.0908
https://emergency.cdc.gov/cerc/resources/pdf/cercchecklist.pdf（2022/9/2 アクセス）

Part 2

リスクの認知と
感情の取り扱い

4章

リスク認知を理解する

リスク情報を伝えているのにリスクについて適切な判断をしてもらえない――。
リスクコミュニケーションの失敗は、専門家と市民とのリスクの判断の仕方や捉え方の違いを理解せずに、ハザードの説明やリスクアセスメントの結果をそのまま伝達しているときに生じることが多い。市民は、専門家によるリスクアセスメントとは別の方法でリスクを判断しているからだ。

では、どのように市民はリスクを判断しているのだろうか？　リスクについての主観的な判断のことを「リスク認知」と呼ぶ。本章では、このリスク認知についての理解を深めていく。リスクを高く認知しやすいハザードの特徴や状況、リスク認知のメカニズムや市民のリスクの判断方法など、リスク認知の世界を探求していこう。

1　リスク認知のメカニズム

　2019 年末に発生し、その後世界中に広がりパンデミックとなった新型コロナウイルス感染症。この感染症についてのリスクの捉え方が、人によってこれほどまでに差があるのか、と驚いた読者も多かったのではないだろうか。「科学的に正確な情報を丁寧に伝えているにもかかわらずうまく伝わらない」ことに苦慮した人や、同じような認識だと思っていた同僚の意外な反応に驚いた人もいたかもしれない。なぜこうしたことが起こるのだろうか？

1　リスク認知とは

❶リスクアセスメントとリスク認知

　それは、「リスク認知」が、ハザードの特性や状況、個人の常識や知識、感情、身を置いている社会の価値観などの影響を受ける主観的なもので、必ずしもリスクアセスメントにより示されたリスクと一致するわけではないからだ。

　ここで、リスクアセスメントとリスク認知について整理しておこう。リスクアセスメントは公衆衛生の緊急事態へと発展する「可能性」と、「結果の重大性」からリスクのレベルを判定したもので、全ての対策の基盤となるものである。このリスクアセスメントにより示された（科学的、統計的に推計された）リスクと、人々のリスク認知はいつも一致するわけではなく、むしろ乖離していることの方が多い。

　リスク認知（risk perception）とは、リスクの特性や深刻性についての主観的な判断のことである。例えば、厚生労働省の推計によると、国内で喫煙に関連する病気で亡くなる人は年間で 12 万〜13 万人いる。しかし、こうしたリスクをどれだけ伝えても、たばこのリスクは低く見

積もられ許容されやすい。同じ年間死亡者数でも、未知のウイルスによる感染症が突如発生し、その流行を政府がうまく制御できていない状況では、人はそのリスクを高く見積もる。同じ年間死亡者数でも、リスクの見積もりに違いが生じるのは、なぜだろう?

❷リスクを高く認知しやすいハザードの特徴や状況

　それは、リスクを高く認知しやすいハザードの特徴や状況があるからだ。以下に、その例を挙げよう[30]。

1. 自発的ではなく(選択の余地なく)、非自発的に被るものである
2. 個人では統制できず、個人的な予防行動では避けることができないものである
3. よく知られていない、あるいは新奇なものである
4. 不公平な分配が行われ、特定の人のみ被るものである
5. 自然に由来するものではなく、人工的なものである
6. 隠れた、取り返しのつかない被害があるものである
7. 小さな子どもや妊婦に影響を与え、次世代に影響するものである
8. 通常とは異なる死にかた(病気・けが)をするものである
9. 被害者が身近にいる(統計上の犠牲者ではなく、犠牲者の身元が明らかである)
10. 科学的に解明されていないものである
11. 信頼できる複数の情報源から矛盾した情報が伝えられている
12. 被害が時間・空間的に密集している
13. 被害の結果がすぐに出る
14. メディアが注目している
15. 同様の事故や大惨事が起きた歴史がある

2 リスク認知のメカニズム

リスク認知には、個人的、社会的、文化的要因などが多重層的に複雑に絡み合っている。オートウィン・レン博士とバーン・ローマン博士はそのようなリスク認知のメカニズムを理解するために、4つの層（文脈レベル）から影響要因を整理している（図4-1）。

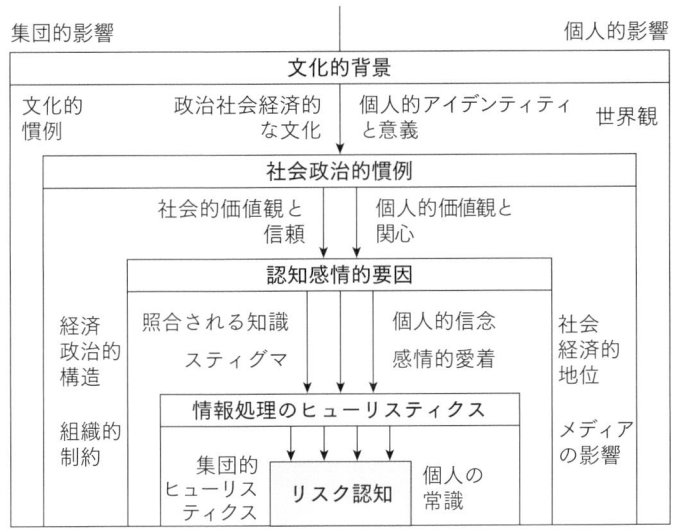

図 4-1　リスク認知における 4 つの文脈レベル

〔Renn O, et al：Chapter 6. Cross-Cultural Risk Perception：State and Challenges. In Renn O, et al.（eds.）：Cross-Cultural Risk Perception：A Survey of Empirical Studies. p 221, Springer, Boston, MA, 2000 より筆者訳〕

1つ目のレベルが、まず情報が個人に到達したときの「**情報処理の**
ヒューリスティクス」である。ヒューリスティクスとは「見つけた！」
を意味するギリシア語のユーレカ eureka を語源に持つ言葉で、困難な
質問に対して適切ではあるが往々にして不完全な答えを見つけるための
簡単な手続きのことである。私たち人間は日々、莫大な情報に接して
いて、全てのことを熟考して判断しているわけではなく、直感や常識な

どを用いて判断したり、熟考すべき情報か否かを識別したりしている。この情報処理の簡便な判断プロセスのことをヒューリスティクスと呼ぶ。当然ながら、リスクについての情報も他の情報と同じく、まずは直感で簡便に判断される。以前、危険を伝える内容が、癒やしのキャラクター画像を入れたパステルカラーのポスター（タイトルの字体はポップな書体）で伝えられているのを目にしたことがあるが、そうしたポスターを見た人は、内容を読む前に、「癒やしキャラ、パステルカラー、ポップな書体＝安心なもの」と受け取り、その人が従来持ち合わせている常識から直感によってリスクを低く判断するだろう。

　また、こうした常識は個人レベルだけではなく、文化的・社会的学習により集団レベルで形成されることもある。例えば、反復事故がリスク認知を高める最大の要因の1つであることを示した研究　がある。原子力発電所事故を例にとると、近年では、東日本大震災時の福島の事故が記憶に新しいが、それ以前にも、美浜原発、もんじゅ、東海村 JCO の事故、東京電力による事故隠しなど相次ぐ不祥事があり、また海外にも視野を広げると、スリーマイル島やチェルノブイリの事故もあった。こうした事故の繰り返しにより、原発は危険で受け入れ難いものという社会の通念が形成され、そうした中でまた新たな事故が繰り返されると、仮にそれらの事故によるリスク（科学的に算出されたリスク）は低くても、人々はリスクを高く捉え、原発という科学技術が受容されにくくなる。

　2つ目のレベルは「認知（cognitive）感情的要因」で、これは直接的にも間接的にも認知プロセスに影響する。そのリスクについてどのように感じ、何を信じており、どれだけ理解しているか——そうした個人の感情や、信念、知識、感情的反応を刺激するスティグマがこれに含まれる。ちなみにリスク認知の perception と認知的要因の cognition は両方とも認知と訳されるが、perception が感覚の察知やその感覚を与える対象の全体的な把握を指すのに対し、cognition は何かを知って認識し理解するなどの心理的な働きを指すものというニュアンスの違いがある（が、どこまでが perception でどこからが cognition か両者を分ける明確な線引きができるわけではない）。

　３つ目のレベルが、個人や集団において通用している「社会政治的慣例」である。組織への信頼、献身性に対する個人的・社会的価値観、組織的制約、経済政治的構造、個人の社会経済的地位やメディアの影響がこれに含まれる。例えば、「専門家」と呼ばれる人たちの間でも、立場によってリスク認知が異なる。同じように原子力関係の職業についている専門家でも、企業関係者＜技術者＜学者・研究者＜評論家・ジャーナリストの順でリスク認知が高くなることを示した研究[10]がある。この差異は、企業関係者においてはリスク管理に当たる所属企業への信頼や献身性の影響を、評論家らにおいては公表された情報をうのみにせずに自身の独立した見解を示すことが重視されるマスメディア業界の価値観などを表しているといえるのかもしれない。

　４つ目が「文化的背景」で、文化的慣例や政治社会経済的な文化、個人的アイデンティティや意義、世界観などを指す。この文化的背景が、常識や個人・社会的価値観など３つ目のレベルまでの要因を最終的に決定するといっても過言ではないほどの影響力を持つとする見解もある[7]。

　これらが全てではないだろうが、リスク認知が、脳の情報処理プロセス、認知や感情、社会政治的・文化的環境などさまざまなレベルの要因の影響を受けているものであることをお分かりいただけたと思う。

3　リスク認知が問題となるとき

　ここまで読まれて、「ところで、リスク認知が高いことが問題なのか？」と疑問に思われた方もいるかもしれない。まずお伝えしておきたいのは、リスク認知の高低で問題が生じるわけではないということだ。例えば、大雨洪水警報や避難指示が出ているときに、市民にリスクが高いと判断されるからこそ、「危険だから早く避難しよう」という避難行動へとつながる。逆に、警報も注意報も出ていない雨の日に、市民がリスクを低く捉えて通常通り過ごすのも当然のことで、問題になりようがないことが分かるだろう。

リスク認知が問題となるのは、リスクアセスメントにより科学的に算出されたリスクと、市民のリスク認知との間にギャップが生じたときである。リスクを過大にあるいは過小に判断して、非合理的な意思決定をしたり、自らの命や健康を危険にさらす行動をとってしまうことが問題なのである。当然こうしたギャップがあるときには、リスクコミュニケーションも難しくなる。

　東日本大震災がきっかけで起きた福島原発事故後、被災地の海産物や農産物への放射能の影響をうたった風評被害が広まり、今でも消えないものもあるが、これはリスクを過大評価したことによる非合理的な意思決定や行動の現れといえる。また台風発生時の大雨洪水警報や避難指示に対して、「前回も大丈夫だったから今回も問題無い」という誤った判断から、そのリスクを軽視するのはよくみられることだが、こうしたリスクの過小評価は人々の命を危険にさらす。

　私たちが、リスクに対する知識や防災意識を高める活動などのリスクコミュニケーションをとり続けなければならない理由の1つはここにある。

4　市民は感情でリスクを判断する

❶アウトレイジ

　リスクアセスメントにより科学的に算出されたリスクと、市民のリスク認知の間にギャップが生じる理由は、「リスクの定義」が専門家（科学技術者）と市民とでは異なるためだとする観点から生み出されたリスクの説明方式がある。これはリスクコミュニケーション分野でよく使われるものなので紹介しておこう。

　ペーター・サンドマン博士は、専門家と市民が理解し合えないのは、リスクの定義が両者間で異なるからだとし、それを説明するために、通常私たちがリスクとして定義している「可能性×結果の重大性」から導き出される科学的リスクを「ハザード」と再定義した。その上で、「リ

スク＝ハザード＋アウトレイジ」とし、リスクをハザードとアウトレイジの和として表す方式を示した[11]。この方式に出てくる「アウトレイジ」とは、通常英語では怒りと訳されるが、ここでは、**怒り、恐怖感情、強い懸念、みじめさなど、リスクに対するあらゆる感情を意味している**。なお、このリスクをハザードとアウトレイジの和であるとする方式は、CDC はじめ国際機関でも広く使用されているが、近年サンドマン博士は「リスク＝f（H, O）」と提示し、リスクはハザード（H）とアウトレイジ（O）の関数として表現している[12]。

❷専門家と市民それぞれのリスクの違い

専門家にとってのリスクとは先述のハザードのことを指す。ところが、市民にとってリスクとはアウトレイジのことを意味している。市民は、アウトレイジを基にハザードの認知をし、往々にして専門家と市民それぞれのリスクの高さには関連が低い。市民は、「**直感で危ないと思ったり、そのとき恐怖や不安、怒りや失望などの感情（＝アウトレイジ）で心が揺さぶられるとリスクを高く見積もる**」「**アウトレイジが引き起こされなければ、リスクを低く見積もる**」という判断の仕方をする。冒頭に、たばこのリスクが低く見積もられやすいという例を紹介したが、それはアウトレイジが引き起こされないからだといえば納得がいくだろう。つまり、リスク認知の決定要因がアウトレイジであることに気付くことが、互いを理解するコミュニケーションの第一歩になるわけだ。

このことを踏まえ、リスクコミュニケーションに際しては、専門家がリスクアセスメントをするように、市民がどのような感情をどれほど強く感じているのかアウトレイジのアセスメントをして、そのアウトレイジのレベルに合わせたコミュニケーションをとる必要がある。

❸アウトレイジのレベルに合わせた感染予防行動の提示

アウトレイジのレベルに合わせたコミュニケーションとはどのようなものだろうか？　例えば、新型コロナウイルス感染症の対応においては、一律の予防行動を伝えるのではなく、選択肢を持たせることが推奨され

ている[12]。

・アウトレイジが低く予防行動への関心の低い人には「少なくともこれ
　だけはやってほしい予防行動」
・アウトレイジのレベルが適切な人（適度な恐怖感情を抱いている人）に
　は、こちらが最も推し進めたい「推奨される予防行動」
・過度に怖がっている人には「これ以上やりようがないくらいの重装備
　な予防行動」

　このように推奨する予防行動にメリハリをつけるのである。これによ
り、個人が自身にどれだけのリスクがあるのか、どれだけのリスクなら
許容できるかを考え理解した上で、行動を選択することができる。つま
り、情報の受け手のアウトレイジに合わせた選択肢を用意することで、
「大げさだ」とその情報が無視されたり、「そんな緩い予防策だったらダ
メでしょ」と不満を募らせることを防ぎ、情報に基づく意思決定へとつ
なげやすくすることができるのだ。

5　専門家と市民の世界観の違い

❶専門家とパブリック（市民）のリスクアセスメントの違い

　ここまで感情面に注目して専門家と市民のリスクの違いを述べたが、
WHO は、リスクコミュニケーションで問題が生じるのは、そもそも専
門家と市民の世界観が異なるからだとし、これは専門家の科学的で統計
学的な言語と市民の直感的な言語にそれぞれ反映されているという説明
をしている[13]。

　社会全体のリスクを俯瞰的に把握する専門家やリスク管理を行う者
は、「100 万人に 1 人」のような統計的な視点が欠かせないが、対し
て、リスクに直面する市民は「自分がその 1 人の被害者になりたくな
い」と考える。社会全体のリスクについての責任や権限、当事者性など

によって当人の世界観は影響される。次の「専門家とパブリック（市民）のリスクアセスメント」の比較（表 4-1）[14] は、それぞれの差異を理解するのに役立つ。ここでの市民の"リスクアセスメント"は、「可能性×結果の重大性」から導き出す科学的なリスクアセスメントではなく、「リスクの判断の仕方」といった意味合いで使われていると理解するとよい。

表 4-1　専門家とパブリック（市民）のリスクアセスメント

専門家のリスクアセスメント	市民のリスクアセスメント（判断の仕方）
科学的	直感的
「受容できるリスク」が焦点となる	「安全性」（ノーリスクであること）が焦点となる
新しい情報によって変わる	固定されやすい
リスクを比較する	個別の事例に焦点を当てる
人口の平均を用いる	個人の結果に焦点を当てる
死は死である	どう死ぬかが問題である

（WHO：Rapid Risk Assessment of Acute Public Health Events. 2012. https://www.who.int/publications/i/item/rapid-risk-assessment-of-acute-public-health-events より筆者訳）

❷HPV ワクチンに関連するコミュニケーション

　公衆衛生の緊急事態の例ではないが、子宮頸がんの HPV ワクチンに関連するコミュニケーションでは、専門家と市民との世界観の違いが浮き彫りになった。わが国ではこうした世界観の違いを考慮したリスクコミュニケーションがうまくとれなかったがために、8 年もの間、HPVワクチン接種の積極的な呼びかけが中止され、普及が行き渡らない状態が続いていた（その後 2021 年 11 月に積極的勧奨が再開）。これは、ワクチン接種後に体の痛みや運動障害などの訴えが相次ぎ、そうした症状に苦しむ少女たちを取り上げた報道やその後の積極的勧奨の差し控えの対応

を見た国民が直感的に「ワクチン接種によるリスクを負いたくない」と思い、その印象が固定されたことの影響が大きい。また、こうした思いを抱いた国民に対して、「接種後の多様な症状の原因がワクチンであるという科学的な根拠は示されていない」「厚生労働省の専門部会でも因果関係は否定されている」「未接種で子宮頸がんになるリスクを正確に理解しましょう」といった科学的な情報を提供しても、受け入れてもらうのは難しかったのである。

　人間には現状維持を好み、何もしないことで起こるリスクより積極的に取り組んで起こるリスクの方を避けたがるという認知のゆがみがある。これを「不作為バイアス」というが、ワクチン接種自体が死を引き起こす可能性がある場合、接種せずに病気にかかり亡くなること（不作為によって起きた悪い結果）よりも、接種しその副反応によって亡くなること（作為によって起きた悪い結果）の方が——その可能性がはるかに低くても——重視されることが報告されている[15]。HPVワクチンが受け入れられなかったのは、この不作為バイアスも影響していたといえる。

❸対策は科学のみで決められるわけではない

　行政による対策の意思決定は科学的な側面のみでなされるものではないことを覚えておきたい。HPVワクチンでは、過熱する報道により世論が反対に傾き、厚生労働省がワクチンの積極的勧奨を中止したことからもこれはうかがえるだろう。専門家によるリスクアセスメントよりも国民のリスク認知を重視することがあるのは珍しいことではないのだ。

　良いリスクコミュニケーションの実現には、それぞれの言語の「翻訳」——対話を通して、互いの世界観を理解し合い、納得ポイントを見つけること——の探求が欠かせないのである。

2 世界観が異なるとき「翻訳」を どうするか？

　専門家と市民は世界観が異なるため、それぞれの言語の「翻訳」が必要である[13]。世界観には、表 4-1 で示したリスクの判断の仕方だけでなく、思想や信条、文化や慣習なども影響している。こうしたものの理解なくして、どれだけリスク情報を伝達しても「伝わらない」のは至極当然のことだが、とはいえ、これが難しい。特に、相手の思考や慣習を成り立たせている文脈が、リスク管理をする側が望むリスク軽減行動と齟齬を来しているとき、リスクコミュニケーションは困難を極める。相手が何をリスクに感じ、そのリスクをどのように捉えるかは人によって違うのだ。ここで、とあるケースをもとに考えていきたい。

1 医療者と住民との溝が深まったケース

　2014 年のギニアのとある村での出来事だ[16]。エボラ出血熱（現・エボラウイルス病）が流行し、多くの被害者が出た。その中で妊婦の遺体が問題となった。遺族は、遺体を洗って埋葬する前に遺体から胎児を取り出したいと言っている。これはこの地域の葬儀の風習であり、彼らはそれに従っているだけだが、医療者の視点からすれば、遺体に触れるだけでなく、加えて胎児を取り出すなど感染リスクが高過ぎる行為だと考えざるを得ない。事実、この風習がエボラ出血熱の感染拡大の大きな要因となっていることもすでに明らかにされている。感染リスクを伝え説得を試みても、聞き入れてもらえない。こんなときどうすればよいのか？

・無理やり遺体を取り上げ、遺族の感染リスクを回避させる？
・遺族の意見を尊重し、感染を覚悟して希望通りにさせる？

・それとも……？

　思想や信条、文化的・宗教的背景に基づく行動と、リスク回避行動が
かみあわずに、行動変容の提案が受け入れてもらえないことはある。わ
が国であれば、ワクチン接種に関してこうした問題が起こりやすいかも
しれない。だからといって、強引に行動変容を促そうとすると、対立を
深めるだけで何の解決にもつながらない。実際に医療者の判断で遺体を
取り上げたところでは、医療者、施設、救急車、埋葬チームなどが遺族
だけでなく村全体の恨みを買い、襲撃を受けるという悲惨な結果を招い
た。

2 医療者と住民のギャップを埋める「翻訳」の実践

　ここでなすべきことは、科学的な情報を一方的に伝えて説得を試みる
のではなく、相手の懸念や信念を理解した上で、意思決定に必要な情報
を伝えることである。人々の主となる懸念に対応していない、または思
想や信条の文脈から離れた情報をいくら提供しても、うまくいくはずが
ない。
　そのためには、まず相手の話を聞き、理解することから始めなければ
ならない。「エボラ出血熱についてどう思われていますか」「エボラ出血
熱に感染して亡くなった妊婦から胎児を取り出すことの危険性について
どう思われますか」などとインタビューして、そのハザードやリスクに
ついての信念を相手の口から表現してもらうのだ。実際に聞いてみる
と、次のような考えがあることが分かった。

「妊婦から胎児を取り出さずに埋葬すると、妊婦の霊が無事に死者たち
の村へたどり着かず、自然のサイクルが乱される。するとこのエボラ出
血熱の流行もさらにひどくなる。」

　住民にとっては、妊婦から胎児を取り出さずに埋葬することこそがリスクの高い行動だったのだ。

　住民も専門家もどちらもエボラ出血熱が危険な病気であると認識していたが、「何をリスク行動と思うか」に大きな乖離がみられていた。こうした住民側の世界観に気付かずに、ただエボラ出血熱のリスクや感染予防行動を科学的観点から説明し、遺体を取り上げようとするから、反感や対立を招くのである。住民と専門家との間にあるギャップを明らかにすることは非常に重要なのである。

　ギャップの存在を明確にしたら、そのギャップを埋めることを考える。つまり、相手の懸念事項に対する解決法を考え、住民が専門家の見解を受け入れられるように準備をしてから、科学的に解明されたリスク情報を伝えるのだ。このギニアの例では、住民の懸念に応えるため、地域の事情に詳しいカメルーン出身の人類学者の助言を受け、伝統的儀式による埋葬を受けられなかった霊を供養する「償いの儀式」を行う祈祷師を探し当て、その儀礼を実施した。そして住民の了承を得た上で、遠く離れた墓地で防護服に身を包んだ作業員たちが殺菌処理を施した妊婦の遺体を埋葬したという。

　このように、住民の信条への理解を示す対応を提示した上で、科学的観点からみたリスク情報も伝えると、なぜ伝統に沿った葬儀をしない方がよいのかを理解してもらいやすくなる。「妊婦の霊をないがしろにすることによるリスク」を十分に配慮している姿勢を示してから、次のように説明を続ける。「罹患者の体内のウイルス量は発症後増加し、死が近づくにつれてピークに達するため、遺体の血液や体液に触れてしまえば、感染する危険性は極めて高くなります。そのため防護服に身を包んだ作業員による埋葬が重要なのです」。リスクコミュニケーションは、互いが理解し合い、了解できる道を模索しその実現に至るためになされねばならない。

　あらかじめギャップが生じることを想定した上で、相互了解の道を地域全体で探求した、ギニアのテリメレ県（人口 30 万人規模）のケースもある。2014 年に筆者が招聘された「公衆衛生の緊急事態におけるリス

クコミュニケーション」の国際会議で出会った WHO コンサルタントの
ニカ・アレクサンダー氏によると、テリメレ県では感染症対策に最初か
ら宗教関係者を巻き込み、「遺体に触れなくとも清め弔える新たな形式」
を考案してもらい、さらに行政・保健医療関係者からではなく宗教関係
者からその新たな葬儀の形式や伝統的儀式を状況に応じて変えるように
人々に指導してもらうことで、葬儀の風習に変化が与えられたとい
う[17]。こうしたコミュニケーション戦略に加え、徹底した感染症対策の
おかげで、ギニア全体の死亡率は約 60% だったのに対し、テリメレ県
では 38% に抑えることができたばかりか、エボラウイルスが入ってき
て 2 か月あまりで終息を果たすことができたのである。

3　科学はいつも正しいのか？

　ここまで読まれて、リスク評価者が客観的に下したリスクの判断こそ
が正しいのだが、一般市民に行動変容してもらうためには対話しか有効
な方法は無いと思われる読者もいると思う。あるいは、対話をしたとこ
ろで専門家と一般市民の意見が衝突したら、最終決定を下すのは、リス
クを客観的に判断できる専門家であるべきだと考える人もいるだろう。
しかし、「正しい」と思い込んでいる専門家の判断も、実は 100% 客観
的な判断ではないことを意識しておきたい。同じ原子力の専門家でも、
所属によってリスク認知が異なるのは先に述べた通りだ。
　ほかにも、リスク認知や意思決定の領域で著名なポール・スロビック
博士らの興味深い論文がある[18]。同博士は、化学製造プラントの有毒ガ
スが大気中に放出された場合の死亡リスクを評価する方法として、「人
口 100 万人当たりの死亡者数」から「ハザードへの曝露に関連した平
均余命の損失」や「国内総生産 100 万ドル当たりの死亡者数」までの
9 通りの観点を示し、**どの方法を用いるかは評価者の価値観が反映され
たもの**であるという可能性について考察した。例えば、「平均余命の低
下」は若者の死が余命の少ない高齢者の死よりも重要なものとして扱う

評価だが、この方法に着眼する研究者は少なからずそうした価値判断を持っているというのである。

　新型コロナウイルス感染症パンデミック下の欧州の感染症対策を振り返ると、欧州諸国がこぞってロックダウンという強い措置をとる中でスウェーデンは一度もそうした方針をとらず、（高齢者の外出自粛勧告は出されたものの）保育所や小中学校の休校措置もとらなかった。その理由としては、子どもたちへの感染はそれほど深刻なことにはならないという判断や、国民のほとんどが共働きで、そこには当然ながら医療者も含まれるため、休校措置は社会的混乱をもたらすことなりかねないということ、また、そもそもこのパンデミックは長期にわたることが予測されるから持続可能性を優先しなくてはならないなどが説明されていた[19]。しかしこうした判断の背景には、人生の末期に過剰な医療を施し延命を目指すより、自然な死を迎えた方が幸せだという社会的に共有されている価値観や死生観が少なからず影響していたのかもしれない。スウェーデンには「死者は森に帰る」という死生観があり、それを具現化した「スコーグスシュルコゴーデン（森の墓地）」はユネスコの世界遺産に登録されている。

　少し話がそれたが、客観的だと思っていても、そのリスクアセスメントの方法の選択やリスクの判定には研究者の価値観や帰属する社会の文化や人間観などリスク認知に関わる複数の要因が影響している。このため、そこで出された結論こそが唯一の「現実のリスク」なのだと捉え、一般市民に受け入れさせようとする考えは危険である。以下は、スロビック博士の言葉だ[20]。

「リスク」とは、感情や文化と無関係に「そこ」に存在して、計測されるのを待っているわけではない。人間が「リスク」という概念を発明したのは、生活の中で遭遇する危険や不確実性を理解し、対処するためだ。そうした危険は確かに存在する。しかし「現実のリスク」や「客観的なリスク」といったものは存在しない。

この言葉を忘れずにいたいものである。「自分たちのリスクの判断こそが正しい」と思い込まずに人々のリスクの判断にも耳を傾ける姿勢が、リスク管理者や専門家には求められるだろう。結局、リスクマネジメントは人々にとっての最善を目指すべきものである。専門家と市民のリスクの判断が異なる場合には、互いの知識や価値観を尊重し、コミュニケーションを重ねて互いのリスクの見方への理解を深め合い、個人や社会にとって最善の意思決定や行動につなげることこそが、リスクコミュニケーションの真髄なのではなかろうか。

文献

1　Slovic P：Understanding perceived risk：1978-2015. Environment：Science and Policy for Sustainable Development 58：25-29, 2016
2　厚生労働省 厚生科学審議会地域保健健康増進栄養部会，他：健康日本 21（第 2 次）の推進に関する参考資料．2012 年 7 月
　　https://www.mhlw.go.jp/bunya/kenkou/dl/kenkounippon21_02.pdf（2022/9/5 アクセス）
3　Bennett P：Understanding responses to risk：some basic findings. In Bennett P, et al.（eds.）：Risk communication and public health. pp 3-19, Oxford University Press, New York, 1999
4　吉川肇子：リスク・コミュニケーション．今田高俊（責任編集）：社会生活からみたリスク 新装増補．138 頁，岩波書店，東京，2013
5　木下冨雄：リスク認知の構造とその国際比較．安全工学 41：356-363, 2002
　　https://www.jstage.jst.go.jp/article/safety/41/6/41_356/_pdf/-char/ja（2022/9/5 アクセス）
6　Covello VT, et al.：Risk Communication, Risk Statistics and Risk Comparisons：A Manual for Plant Managers. Chemical Manufacturers Association, Washington, D.C., 1988
7　Renn O, et al：Chapter 6. Cross-Cultural Risk Perception：State and Challenges. In Renn O, et al.（eds.）：Cross-Cultural Risk Perception：A Survey of Empirical Studies. pp 211-233, Springer, Boston, MA, 2000 DOI:10.1007/978-1-4757-4891-8_6
8　ダニエル・カーネマン（著），村井章子（訳）：ファスト＆スロー：あなたの意思はどのように決まるか？（上）．早川書房，東京，2014
9　コトバンク：最新　心理学事典「認知」の解説．
　　https://kotobank.jp/word/%E8%AA%8D%E7%9F%A5-22774（2022/9/5 アクセス）
10　田中靖政：原子力の社会学．電力新報社，東京，1982
11　Sandman PM：Four kinds of risk communication. Synergist（Akron），April：26-27, 2003
12　Sandman PM：Risk ＝ Hazard ＋ Outrage：Risk Communication & a critique of COVID-19 Communication. 2021
　　https://www.youtube.com/watch?v=OIGeWC8j-Zo（2022/9/5 アクセス）

13　WHO：Rapid Risk Assessment of Acute Public Health Events. 2012
https://www.who.int/publications/i/item/rapid-risk-assessment-of-acute-public-health-events（2022/9/5 アクセス）

14　Powell D, et al.：Mad Cows and Mother's Milk：The Perils of Poor Risk Communication.
McGill-Queen's University Press, Montreal, 1997

15　Ritov I, et al.：Reluctance to vaccinate：omission bias and ambiguity. J Behav Decis Mak
3：263-277, 1990
https://www.sas.upenn.edu/~baron/papers/vac1990.pdf（2022/9/5 アクセス）

16　National Geographic：エボラ特集 3：「伝統の埋葬」が蔓延を助長した．世界報道写真賞受賞，エボラ被害国の実情ルポ（第 3 回）．2015 年 2 月 19 日
https://natgeo.nikkeibp.co.jp/nng/article/20150218/435976/（2022/9/5 アクセス）

17　蝦名玲子：公衆衛生の緊急事態におけるリスクコミュニケーション．週刊保健衛生ニュース
1793：45-51, 2015

18　Slovic P, et al.：Perception of Risk Posed by Extreme Events. Risk Management strategies
in an Uncertain World, 2002
https://spia.princeton.edu/system/files/research/documents/Perception%20of%20
risk_2013_Regulation%20of%20Toxic%20Substances%20and%20Hazardous%20Waste_
Slovic.pdf（2022/9/5 アクセス）

19　渡邉芳樹，他：対談 持続可能性を重視するスウェーデンのコロナ戦略：誤解・曲解に隠されるその実像と成果．Monthly IHEP 2020 年 9 月号，7-15
http://www.yuki-enishi.com/challenger-f/challenger-f19.pdf（2022/9/5 アクセス）

5章

難しい感情の取り扱いについて考える

4章でリスク認知には感情が大きく影響すること、そして感情に対処することの重要性について述べたが、具体的にどうすればよいのだろうか？

公衆衛生の緊急事態に際して、恐怖感情が湧いた後で予防行動につなげられる人と、予防行動をとることに拒絶や反発する人がいる。同じように恐怖を感じ、リスクを高く認知したにもかかわらず、正反対の行動に分かれてしまうのはなぜなのか？ また、緊急事態下でも無反応で予防行動をとろうとしない人もいるのはなぜなのか？

本章では、こうした恐怖感情と行動の関係、さらには怒りや不信感といった難しい感情の取り扱いについて考える。

1 リスク認知が予防行動につながる人、拒絶や反発をする人、反応の無い人

　リスク情報を伝えた後に、予防行動につながる人、拒絶や反発をする人、反応の無い人と行動が分かれるのはなぜなのか？　この答えを探求するために、筆者がミシガン州立大学院生だったときの指導教官キム・ウィッティ博士が開発した理論「The Extended Parallel Process Model（拡張並列プロセスモデル；EPPM）」を紹介しよう。これは恐怖アピール理論として知られており、恐怖を喚起させて（つまり脅して）行動変容する人、しない人という意味合いで、「脅しの EPPM モデル」とこれまで日本で紹介してきたものである[2]。

1　EPPM の核となる 2 つの要素

　EPPM は、恐怖感情が予防の動機付けと行動へとつながるプロセスを示したもので、カギとなるのは脅威の認知と効力感の 2 つである。

❶脅威の認知

　脅威とは、環境に存在する危険や危害のことである。「脅威の認知（perceived threat）」とは、危険または危害についての認知（cognition）や思考のこと[3]で、次に挙げる 2 つの要素から構成されている。

- 「ひどさの認知（perceived severity）」
  ―脅威がどれだけ深刻で大きなものかについての信念
- 「感受性の認知（perceived susceptibility）」
  ―どれだけその脅威のリスクにさらされているかについての信念

❷効力感

　EPPMにおける効力（efficacy）は、差し迫った脅威を回避する際に推奨される対応の効果と実現可能性、その容易さに関わるものである[1]。「効力感（perceived efficacy）」は、そうした効力の認知や思考のことで、以下の2つの要素から構成されている。

・「対応効力感（response efficacy）」[※]
　―脅威を防ぐのに推奨される行動（対応）の効果についての信念
・「自己効力感（self-efficacy）」
　―自分がその予防行動をとることができるという能力についての信念
※筆者の過去の書籍[2]では、response efficacy を「反応効力感」と訳し紹介してきたが、本書執筆に当たり「対応効力感」とする方がよりその本質を捉えられると考えたため、これよりこの訳語を用いていく。

2　脅威の認知と効力感の組み合わせが行動を決定する

　この脅威の認知と効力感の組み合わせが行動を決定する。組み合わせとしては、次の3つのパターンがある。

	認知の組み合わせ	行動
A	脅威の認知と効力感の両方が高い	危険をコントロール
B	脅威の認知が高く効力感が低い	恐怖をコントロール
C	脅威が認知されない	反応なし

❶危険をコントロールする人の心情

　脅威を高く認知し、効力感も高いAパターンの人では、「脅威による危険をコントロールしよう」と動機付けられ、予防行動をとるようになる。

Ａパターンの人の心の内を、新型コロナウイルス感染症の例でいえば……

「現在、猛威をふるっているウイルスは、重症化リスクが高くしかも感染力も高くて、誰が感染してもおかしくない状況になっていて大変だ（＝脅威の認知が高い）。しかし、マスク着用や外出自粛、ワクチン接種などの予防行動をとれば、感染リスクを軽減できるし、自分ならそうした行動をとることができる（＝効力感が高い）」

❷恐怖をコントロールする人の心情

脅威を高く認知していても、効力感が低いＢパターンの人は、危険を回避しようとするのではなく、「（脅威の認知により高まった）恐怖感情をコントロールしよう」と動機付けられる。恐怖感情を減らすために、見ると怖くなる情報を避けたり、「コロナはただの風邪」というように捉え方（認知）を変えてその情報を否定したり反発したりし、推奨されている予防行動とは異なる行動を起こすことになる。

同様にＢパターンの人の心の内を例に出すと……

「感染力も重症化リスクも高い変異ウイルスが猛威をふるっていて大変だ（＝脅威への認知が高い）。三密（密閉空間、密集場所、密接場面）を回避するように言われても、満員電車に乗って通勤しなくてはならないからそんなのムリだ（＝効力感が低い）」

そうした恐怖感情が高まっているときには、心の平安を取り戻すために恐怖を減らしてくれる都合の良い情報を取り入れ、この感染症による医療崩壊の報道や「三密回避」などを要望する公的機関からの情報には耳をふさぐようになる。現実から目を背け心の平安を得たいのに、「変異ウイルスにより感染爆発や医療崩壊が起きている」と自分に恐怖をもたらす情報が続くと、否定や反発をする方向に傾いていく。否定や反発といった反応は、その人の中で沸き起こった恐怖感情をコントロールしようとした現れなのである。

また、パターンＡの人であっても、脅威の認知が効力感を超え、恐怖感情が高まり過ぎると、途中からこの「恐怖をコントロールする」

ルートに進むようになる。新型コロナウイルス感染症のパンデミック下では、最初は予防行動をとっていた人でもあるときからまるで人が変わったように陰謀論にはまりこむ人もいた。これも、なかなか終息しない状況と変異を繰り返すウイルスへの脅威、さらには通り一遍のコミュニケーションなどにより、脅威の認知が効力感を超えた結果のひとつと言えるだろう。

❸反応無しの人の心情

　パターンCはそもそも脅威を認知していない場合を指す。この場合は、緊急事態下であっても恐怖感情が湧くこともなく、どんな反応も得られない。

　同じように、パターンCの人の心の内を例に出すと……

　「コロナウイルスは風邪を引き起こすウイルスで、自分のような若者は感染しても、軽症か無症状なんでしょ？（＝脅威の認知がされていない）」

　このような人を予防行動へと動機付けるのは非常に困難である。

2 3つの認知のパターンに対する コミュニケーション

こうした認知パターンの異なる相手にどのようにコミュニケーションをとればよいのか。それぞれのポイントをまとめてみる。

	認知の組み合わせ	行動	ポイント
A	脅威の認知と効力感の両方が高い	危険をコントロール	引き続き脅威の認知と効力感を高める
B	脅威の認知が高く効力感が低い	恐怖をコントロール	効力感を高めることに集中する
C	脅威が認知されない	反応なし	相手の観点から脅威の認知と効力感を高める／ナッジを利用する

1 Aパターン「危険をコントロールする人」との コミュニケーションのポイント

Aパターン「危険をコントロールする人」は、予防行動へのモチベーションが高い人である。すでに脅威を高く認知し効力感も高いため、予防行動を適切に伝えさえすれば、危険をコントロールするために予防行動をとるだろう。では適切な予防行動の伝え方とは、どのようなものなのだろうか？

❶リスクと予防行動を同じタイミングで伝える

ポイントは、脅威のひどさと感受性を強調するとともに対応効力感と自己効力感を高めることを意識して、リスクと予防行動をセットにして

伝えることである。このときリスクと予防行動についての情報は、必ず同じタイミングで伝えることが重要である。

　新型コロナウイルス感染症であれば、罹患したときの症状やコロナ後遺症の症状といったひどさや、感染力が高くどんな人でも感染し得ることを伝えて感受性に訴え、「ただし、これらの行動をとれば感染リスクや重症化リスクを減らすことができ、しかもこれらの予防行動は簡単にできる」と対応効力感と自己効力感を刺激するように予防行動を伝えていく。

❷感受性を刺激するときは体験談を使う

　もしかすると、「感染力が高くどんな人でも感染し得る」というメッセージが、その情報の受け手となる人たちの感受性を刺激せず、「新型コロナウイルス感染症は怖いけれど、自分は感染しなさそう」と自分事として捉えてもらえないこともあるかもしれない。そんなときには、その情報の受け手と近い特徴（年齢、職業など）を持つ人たちがいかにその脅威に苦しめられたか、そのストーリーを伝えることが感受性の認知を高めるのに有効とされている[4]。

　例えば、自分と同年代の人が新型コロナウイルス感染症にかかり、数か月にわたりコロナ後遺症で苦しんでいるといった話を聞くと、より身近に脅威があるように感じ「人ごとじゃないな」と思うものなのだ。繰り返しになるが、このように脅威を高めることができたら、必ず同じタイミングで予防行動を伝えることを忘れずにおきたい。

2 Bパターン「恐怖をコントロールする人」とのコミュニケーションのポイント

❶脅威を強調すると裏目に出る

　脅威の認知は高いものの効力感が低いBパターン「恐怖をコントロールする人」に、脅威を強調したようなメッセージを伝えるとそれが

裏目に出てしまいかねない。緊急事態の例ではないが、このパターンの人に HIV/AIDS の感受性を高めるようなナラティブを伝えたところ、その 6 週間後の報告で、彼らが今までよりも頻繁に性行為をし、しかもコンドームを使用していなかったことが確認されている[1,5]。つまり、「コンドームについてパートナーに話すなんて恥ずかしくてできない」「パートナーが嫌がるからどうしようもない」と考えてしまうような自己効力感が低い人が、HIV/AIDS に罹患した同年代の人の話を聞くと、「どうにもならないならもうどうでもいい」と自暴自棄の行動に出てしまうのだ。

❷効果が期待できそう、簡単にできそうと思わせる

B パターンの人には、対応効力感と自己効力感にフォーカスすることが有効である。「もう絶望的な状況だ。どうにもならないから考えたくない」という思いを、「へぇ、その行動に効果があるんだ。それなら何とかできそうかも」と思えるようにさせるのだ。

何かのリスクが話題になるとよく「この食品が予防に効く」といったうわさが流れる。こうしたうわさを信じる人が後を絶たないのは、その内容が効果が期待できそうだと思えて（対応効力感が高まる）、簡単にできそうとも思える（自己効力感が高まる）ものだからである。反面教師ではあるが、B パターンでのコミュニケーションに際しては、このように**効果が期待できそうな、1 人で簡単にできることを伝えることが重要**である。

例えば、新型コロナウイルス感染症の感染拡大が続く中でも、毎日通勤のために混雑した電車に乗らなくてはならない会社員に対してであれば、以下のようなことを述べるとよいだろう。

・感染経路
「新型コロナウイルス感染症は、①空中にただよっているウイルスを含む微粒子を吸い込む、②ウイルスを含むつばなどのしぶきが目、鼻、口に入る、③ウイルスのついた手指で目、鼻、口を触る、の 3

つの経路から感染します。」

・対応効力感

「ウイルスを含む微粒子がただよっていたとしても、換気をすることでそれを外部に出すことができます。電車ではすでに換気が徹底されているので、車内で微粒子がただよい続けていることはありません。」

「その他の感染経路への対策ですが、マスクには自分のつばなどが飛んだり他人のそれが鼻や口に入ったりするのを防ぐ効果があります。また黙っていたら、くしゃみなどをしない限りつばは飛びません。」

「もし手や指にウイルスがついても、手を洗うことで簡単にウイルス量を減らすことができます。手指に100万個のウイルスがついていたとすると、水で15秒手洗いするだけで、それを1万個に減らすことができます。石けんで10秒もみ洗いし流水で15秒すすぐとさらに効果があり、ウイルス量は数百個になります[6,7]。つまり、水で手洗いをするだけでウイルス量を1/100に、そのときに石けんを使えば1/10000に減らすことができるのです。」

・自己効力感

「電車内ではマスクを着けて会話を控え、目的地に着いたら手洗いをしてください。手洗いの代わりにアルコール消毒も有効です。そして、手洗いや消毒をするまでは、目、鼻、口を触らないでください。マスクを着け、会話を控え、顔を触る前には手を洗う。これらの簡単にできる対策で、ウイルスから身を守ることができるのです。」

　感染経路を明示し、各感染経路に効果的でかつ個人で簡単にできる予防行動を伝え、効力感を高めるように導く。「石けんで手を洗うだけで1/10000までウイルス量が減るなんて、手洗いって効果があるんだな。マスクと手洗いくらいならできそうだ。通勤電車内で会話している人はほぼいないし、あとは顔を触らないように気を付けたらいいんだな」と思ってもらえれば成功だ。

　もちろんワクチンが開発された後であれば、ワクチンを接種することで重症化のリスクを減らす効果があること（対応効力感を高める）、そし

て誰でも無料で接種できること（自己効力感を高める）を伝えるとよいだろう。

3 Ｃパターンのコミュニケーションのポイント

❶相手の観点から脅威の認知と効力感を高める

　Ｃパターンのように、新型コロナウイルス感染症のようなパンデミックの最中でも脅威を認知していない人は、そもそもの脅威のひどさや感受性を正しく理解できていない可能性がある。特に、「自分は大丈夫」と根拠なく思い込んでいる場合も多いので、その壁を壊すことが肝心である。

　「コロナウイルスは風邪を引き起こすウイルスで、自分のような若者は感染しても軽症か無症状なんでしょ？」と判断している人に対しては、リスクを正しく理解できているか確認をしてみるとよい。「確かに若い人であれば軽症であることが多いですね。ただ、軽症ってどんな症状のことを指すと思いますか？」と問うてみる。もし相手が風邪のような症状であると誤解しているようであれば、「風邪の症状も含まれますが、呼吸ができないとか酸素投与が必要なほどではないレベルの症状を全て軽症と呼んでいるのですよ。高熱が１週間くらい続くこともありますが、どれだけ苦しくても軽症として扱われています」と続け、脅威のひどさを伝えてみよう。

　次に、感受性も刺激する。「後遺症の報告も多いところが、普通の風邪には無いこの感染症ならではの特徴です。20代でも75%の患者が嗅覚障害や味覚障害といった症状に２週間以上悩まされていて、中には４か月以上症状が続いているという方々もいます」。こうした統計情報とともに、実際にそうした後遺症に苦しんでいる人の体験談も伝えてみる。

　相手の反応をうかがいつつ、ひどさと感受性の認知をうまく高められたことを確認できたら、このように働きかけてみよう。「感染リスクや

重症化リスクを減らす効果があり、しかも簡単にできる予防行動があります」。パターンＡと同様に、リスクについて伝え、脅威の認知が高まったタイミングで個人が簡単にできるリスク軽減行動をその予防効果とともに説明すると、その推奨行動をとってくれやすくなる。

❷ナッジを利用する

「ナッジ」という手法を利用するのも１つの手である。これは、EPPM理論において述べられているわけではないが、無関心な人に感染拡大予防に協力してもらうためには、私たち人間が意思決定をする際に受ける周囲の人からの影響や利他性を利用する方法が役立つ。

人間は社会的な動物なので、意思決定において周囲の人の影響を受ける傾向がある。大勢の人がマスクをしていると、自分だけその行動をとらないのも気が引けるからマスクを着用しようと思うものなのだ。実際に、新型コロナウイルス感染症に対してはあまり脅威とは思っていなかったけれど、「○○さんの場合お立場もあるでしょうから、予防行動は率先してとられた方がよろしいかもしれませんね」という言葉がきっかけで予防行動をとるようになったという経営者の話も耳にしたことがある。

また私たち人間は、完全に自分の利益のみを考慮して行動するわけではなく、利他的であることも知られている。この利他性を利用して、例えば「予防行動をとることが、重症化リスクの高い高齢者や肥満の人、高血圧などの基礎疾患のある人の命を守ることになるのです」と伝えることで、予防行動に気持ちを傾けさせられる一定の期待はあるだろう。さらにワクチンに関しては、「ワクチンを接種して自分と周囲の人を守ることに誇りを感じましょう」と、誇りの感情に訴えるメッセージを追加することで、ワクチンの接種意図が高まることも報告されている。

3　怒りや不信感への対応

　恐怖感情の取り扱い方、中でもそれをどのようにして予防行動につなげるかに焦点を当てて解説してきた。

　ここからは、怒りと不信感といった難しい感情への対応を考えたい。まずは、そもそも怒りや不信感を招かないためのコミュニケーションの基本を押さえておこう。次に、何をどのように伝えても信用も信頼もされないほど不信感が高まっているときにやるべきことについて考えたい。最後に怒りや不信感を抱いた人をどのようにエンパワメントにつなげていくかについてまとめる。

1　怒りや不信感を招かないためにとるべきコミュニケーション

❶人々のニーズに合った情報を伝えることは難しい

　怒りや不信感を招かないためにとるべきコミュニケーションの基本とは何か？　それは、情報の受け手となる人々の懸念を無視せずに、求められているリスク情報を、分かるように伝えることである。しかし、その実践となるとこれがなかなか難しい。

　2011 年の福島第一原子力発電所事故後の記者会見で、放射線のリスクや安全の基準値について詳しく説明がなされていたのを覚えているだろうか。一度に高い線量を浴びることによるリスクや、被曝後に懸念されるがんなどのリスクをはじめ、放射線によるリスクの特性について説明がなされていたが、非専門家である被災地住民にとっては難解な用語や聞き慣れない単位が多く、複雑で理解が難しく、さらにそれらは住民の求める情報とはかけ離れていた。

「水道水は飲んでよいのか、水道水で食べ物を洗って食べてもよいのか」
「お風呂は普通に入って大丈夫なのか、被曝はしないか」
「洗濯ものを外に干してよいのか」

　求められていたのは、こうした生活に根差したリスクについての疑問に答える情報だったが、それが満たされないことによる不満が、怒りや不信感といった感情を高めていた。専門家が伝えたい情報と住民が求める情報との間にはギャップがある。専門家はリスクについて正しく理解してもらおうと思うものだが、住民はいかにリスクを減らしながら暮らすかに関心があるのである。

　これは放射線に限った話ではない。新型コロナウイルス感染症の流行下でも、「感染拡大の震源地"夜の街"を避けるように伝えるリスク管理者 vs. それでも働かなくてはならない歓楽街の労働者」といった構図がみられた。感染予防のためリスク管理者からは、歓楽街の回避や、営業・酒類の提供の自粛を求める内容が多かったが、歓楽街の労働者が必要とする「いかにリスクを減らしながら働くか」といった情報は少なかったように思う。こうしたときにリスク管理者や専門家は、この感染症の感染経路を説明し、「店内において各感染経路をいかに遮断するか、ウイルス量をいかに減らすか」を一緒に考えることで、歓楽街で働く人々にも感染のメカニズムを理解した上で、予防策を講じてもらうことができる。そうすれば身を守るために何をすべきかを知らせてくれる情報源として頼られる存在になれたはずである。

❷人々の懸念に耳を傾けて彼らのニーズに合った情報を伝える

　情報の受け手のニーズにあった情報を伝えるために重要なことは、人々の懸念に耳を傾け、どのような情報を求めているのかを把握することである。

　ギャップの存在に気付いた福島原発事故の被災地では、その後、草の根的な住民参加型の勉強会や相談会などが開かれるようになり、住民の懸念に答えるような取り組みが行われるようになった。歓楽街でも同様

に、医療者らが現場（店舗）を訪れ、予防対策をともに考える草の根の取り組みが始まった[10]。

人々の懸念に耳を傾け、相手に分かるようにその懸念に応える（説明する）。これはリスクコミュニケーションの基本である。もし最初から人々のニーズに合う情報を伝えることができれば、そもそも怒りや不信感といった感情を招かずに済む。ニーズのアセスメントはリスクコミュニケーションのプロセスにおいて、最初にすべき重要なことである。

❸迅速に、透明性を持たせて、オープンに伝える

人々のニーズに合った情報は迅速に伝える必要がある。

リスクについてまだよく分からずに人々の懸念への回答ができないために無視を決め込むような場面を見ることもあるが、それは決してやってはならないことである。不確実性が高い状況下では、プロセスや見通しについて透明性を持たせてオープンに伝えることが重要である。「皆さまがこうしたことに懸念を抱かれていることは私たちも理解しております。現在、○○研究所とともにこのリスクについて解明を進めており、一両日中に会見で方針をお伝えする予定です。それまでは安全を確保するために、この行動をとってください」と不確実なことが存在する中でとるべき行動を伝えるのである。

人は、強いストレスを感じているとき、リスク管理者や専門家である「あなた」が自分を気にかけているか否かを知りたいと思うものだ[11]。無視はタブーであることを肝に銘じておきたい。あなたがリスク下にある人々をパートナーとして扱い、気にかけていることを感じさせるような、透明性のあるコミュニケーションが信頼構築へとつながるのである。

2 怒りや不信感が高まっている人々との コミュニケーション

❶何をどう伝えても信用も信頼もされない

　対応に不備があり、リスクマネジメントをする組織として信用され
ず、リスクアセスメントの結果を伝えても信じてもらえず、危機管理対
策の実施についても適切になされているのか疑問視されてしまう。そん
な何をどう伝えても、信用も信頼もされないときのコミュニケーション
は極めて難しい。リスクコミュニケーションで信頼の構築が重視される
のはこのためだが、信頼構築が失敗してしまったときにはどうしたらよ
いのだろうか？　こうしたときにできることは限られているが、有効と
されている方法は2つある[12]。

❷リスクマネジメントのプロセスに透明性を持たせて公開する

　1つ目は、情報の受け手側にリスクマネジメントのプロセスを明らか
にすることである。「リスク管理者や専門家の言うことは信じられない
ので自分の目で確認したい」というニーズや欲求にシンプルに応えるの
だ。

　議事録や意思決定の記録を公開するのはその典型だが、とはいえ、い
ざ実行となると難しい。議事録などに何らかの機密事項に指定される内
容や個人情報が含まれていたり、法的責任を懸念する上層部に公開を反
対されることもある。このため、平時から有事に際しての情報公開の範
囲を決定しておき、いつ公開してもよいような記録の仕方や、上層部も
巻き込んで透明性のある風土づくりをすることが不可欠である。

❸リスクマネジメントに参加できるようにする

　2つ目は、情報の受け手がリスクマネジメントに参加できるようにす
ることである。つまり人々が「この組織の言うことは信用できないから
自分たちも関与したい。リスクにさらされている自分は関係者だしその

権利があるだろう」と考えているような場合に、その要求に応えるということである。

　こうしたときには、市民あるいは市民が信頼する人物が、根拠となるデータのレビューを行い、情報発信者の発言を分析して、情報発信者と同じ結論に達することができれば、当人たちの納得が得られることが多い[12]。また参加型のリスクコミュニケーションの場（住民説明会やワークショップなど）がリスク管理者への責任追及の場にならないように、そうした取り組みはリスク管理に関わらない医療者が少人数制で行うとよいとする意見もある[13]。

　福島原発事故の被災地では、国の指示をただ受け身の姿勢で待つのではなく、自治体や学校によって専門家や住民を交えた勉強会が開かれていた[13]。その場では、「通学路などの放射線量を測定し、まずは数値が局地的に高い溝などのホットスポットを把握し、そこにたまっている泥や落ち葉を除去していくことでより迅速にリスクを軽減できるのではないか」などオープンなリスクマネジメントの議論がなされた。除去する前後の数値を実際に測定・比較し、「除去後に線量が低減した。これなら安全に暮らせそうだ」という結論をみることも多かったようだ。

　このように、リスクの扱いについて合意（consensus）を形成することを目的としたコミュニケーションを「コンセンサス・コミュニケーション」と呼ぶ[12]。リスクに影響を受ける人々に関与してもらうのが特徴であるが、これもリスクコミュニケーションの1つの形態である。

　対話を重ね、互いの立場や意見を理解することに努め、リスクを減らすために何ができるのかを一緒に考えて適切な意思決定や行動につなげていく。こうした意思決定や行動の積み重ねが、エンパワメントにもつながるのである。

❹個人レベルでの対話

　コミュニティに限った話ではなく個人レベルでもリスクマネジメントに関わってもらうことにはメリットがある。

　新型コロナウイルス感染症の流行下の職場では、マスク着用や消毒液

の設置、換気など感染症対策をしているのに、「そんなことをしても無駄だ」と主張し、心の奥にさまざまな感情をくすぶらせていた職員がいたとしよう。そうした場合には、次のように聞いてみる。

「感染リスクを減らせるようにすでに取り組みはなされていますが、こうした取り組みをしても無駄だと感じられているのですね。もっと改善したいと思っているのですが、どういう場面で感染の不安を感じられますか?」

　もしかすると、「自分は1人で黙ってお弁当を食べているのに、同僚が集まって話しながらお弁当を食べている」「最近コロナ慣れしてきて、出先から帰ってきたときに消毒液を使わない人が増えているから感染しそう」など、管理者が今まで気付けていなかった問題が知らされるかもしれない。
　そうした場合には、「〇〇さんのおかげで職員のリスク行動に気付くことができました。ありがとうございます」と感謝し、感染症対策の改善につなげよう。このように不満を感じている人をリスクマネジメントに関わらせることができたら対策の改善につながるだけでなく、その相手のコントロール感も高められるだろう。

3　人や地域をエンパワメントするプロセス

　エンパワメントとは、人々が健康に影響を及ぼす意思決定や行動をよりコントロールできるようになるプロセスのことである[14]。個人、コミュニティ、組織が公正性と生活の質（quality of life；QOL）を高めるために必要な社会的・政治的な環境を変えていく脈絡の中で、生活を統御できるようになるソーシャル・アクションのプロセスのこととする定義もある[15]。これらの定義から察することができるように、このエンパワメントは、個人だけでなく、コミュニティにおいても用いられる概念で

ある。リスク下にある人々が、「自分はただ害を被るだけの無力な存在ではない」と思えるようにエンパワメントにつなげていくことが、レジリエンス（逆境にうまく適応する力）を高めるために必須である。

また、緊急事態下はキャパシティ不足になるものである。新型コロナウイルス感染症パンデミックをみても、民間事業者が協力してくれたからこそ「ホテル療養」という道が開け、逆境が乗り越えられた。こうした緊急時の現場対応能力を「サージキャパシティ」と呼ぶが、このサージキャパシティとしての市民の関わりは、今後も危機を乗り越えていく上で欠かせず、そうした意味でもエンパワメントが重要となる。では、個人やコミュニティはどうやってエンパワメントされるのだろうか？

エンパワメントの連続体モデル[16]によると、エンパワメントは3つの段階に分けることができる[2]。

・段階1：専門家が人々に関わる。これにより、自分たちには変化をもたらす行動をとる能力があるのだという人々の自信が高まる。
・段階2：人々に、相互グループ、セルフヘルプ、もしくはアクショングループへの参加を促す。これにより社会的ネットワークが築かれ、それを広げることで個人的な発展の機会が得られる。住民組織に参加してその組織に影響を与えることが、個人の心理的なエンパワメントにも、コミュニティのエンパワメントにも重要となる。
・段階3：コミュニティがエンパワーされだすと、ある特定の問題に取り組むようになり、他のグループと協力してさらに広く行動するようになる。その結果、大きな政治的・社会的な活動に取り組むようになる。

これを先ほどの福島原発事故後の事例に当てはめて説明すると、次のようになる。

まず、自治体が医療者の協力を得て放射線についての勉強会を開催する。そこで、放射線についてのリスク情報を住民が理解し活用できるように、この状況下でどうすれば安全に暮らせるかという観点から医療者

が分かりやすく説明し、住民の懸念や質問に答える。住民はリスク下で安全に暮らすための方法を理解し、そこで学んだことを日常生活の中で実行することで、少しずつ被災した自宅でも安全に暮らせていけそうだという自信が高まっていく。

　自宅での生活が少し落ち着くと、次に地域のことが気になってくるものだ。自分の子どもや孫が通う学校や通学路は大丈夫なのか……。同じような懸念を抱く保護者たちの声に対応するために、学校が説明会を開く。順次放射線量を測定しており、数値の高いホットスポットを見つけ、そこにたまっている泥や落ち葉を除去している旨を伝えたところ、「全てを学校任せにするのではなく、測定や除去であれば、自分たちでもできるからやろうじゃないか」といった声があがった。そして住民もリスクマネジメントに協力することになった。こうした発言をした人たちは、自らの発言が話し合いに影響を与えたことで、より自信が高まり、またその会合自体も活気づく。

　自治体関係者、学校関係者、医療者、住民などの立場の違いによる垣根を越えて、この苦境を乗り越えるために皆で団結して活動する経験をしたことで、新たな気付きや学びが得られ、視野が広がり絆も強まった。すると今度は、地域内で困っている人たちに目が届くようになる。1人暮らしの高齢者世帯など、うまく対処ができていない人たちを支援するために、我々住民組織で地域を回ったらどうかという意見も出てきて、活動範囲が広がっていく。

　このように、リスクについての知識を確実に日常生活の中で使えるようになり、さまざまな場面でリスクマネジメントの成功経験を積み重ねそこから学びを得ることが、エンパワメントを促進するのである。緊急事態下でリスクコミュニケーションを行う際には、このエンパワメントの視点を忘れないようにしたい。

＊

　恐怖、怒り、不信感など、緊急事態に伴うネガティブな感情は取り扱いが難しいものではあるが、そのメカニズムが分かるとうまく対応する

ための戦略も練りやすくなる。恐怖は上手に使えば行動を動機付けるのに役立つし、怒りや不信感はリスクマネジメントの仲間に巻き込みエンパワメントにつなげるためのきっかけとなる可能性を秘めている。そう考えると、ネガティブな感情について理解を深め、よりよいリスクマネジメントに活かしていきたい。

文献

1　Witte K, et al.：Effective Health Risk Messages：A Step-by-Step Guide. Sage, Thousand Oaks, CA, 2001

2　蝦名玲子：ヘルスコミュニケーション：人々を健康にするための戦略．ライフ出版社，東京，2013

3　蝦名玲子：クライシス・緊急事態リスクコミュニケーション（CERC）：危機下において人々の命と健康を守るための原則と戦略．大修館書店，東京，2020

4　Roberto AJ, et al.：Using the parallel process model to prevent firearm injury and death：field experiment results of a video-based intervention. J Commun 50：157-175, 2000

5　Witte K：Preventing AIDS through persuasive communications：fear appeals and preventive-action efficacy. Unpublished doctoral dissertation, University of California, Irvine, 1991

6　厚生労働省
https://www.mhlw.go.jp/content/000658585.pdf（2022/9/5 アクセス）

7　厚生労働省：新型コロナウイルスに関する Q&A（一般の方向け）．手洗い．2022 年 7 月 26 日版
https://www.mhlw.go.jp/stf/seisakunitsuite/bunya/kenkou_iryou/dengue_fever_qa_00001.html#Q4-3（2022/9/5 アクセス）

8　森岡慎一郎：新型コロナウイルス感染症後遺症について．武見基金 COVID-19 有識者会議，2021 年 5 月 28 日
https://www.covid19-jma-medical-expert-meeting.jp/topic/6466（2022/9/5 アクセス）

9　Capasso M, et al.：Anticipating pride or regret? Effects of anticipated affect focused persuasive messages on intention to get vaccinated against COVID-19. Soc Sci Med 289：114416, 2021

10　日本経済新聞：「夜の街」のコロナ対策，2 人の知恵袋に聞く．2020 年 7 月 23 日
https://www.nikkei.com/article/DGXMZO61825620S0A720C2000000/（2022/9/5 アクセス）

11　Covello VT, et al.：Risk communication, the West Nile virus epidemic, and bioterrorism：responding to the communication challenges posed by the intentional or unintentional release of a pathogen in an urban setting. J Urban Health 78：382-391, 2001

12　Lundgren RE, et al.：Risk Communication：A Handbook for Communicating Environmental, Safety, and Health Risks, 6th ed. Wiley, Hoboken, NJ, 2018

13 上昌広：復興は現場から動き出す：本気で動く個人のネットワークが，本当に必要な支援を可能にする．東洋経済新報社，東京，2012

14 WHO：Health Promotion Glossary. 1998
https://www.who.int/publications/i/item/WHO-HPR-HEP-98.1（2022/9/5 アクセス）

15 Minkler M（ed.）：Community Organizing and Community Building for Health. Rutgers University Press, New Brunswick, NJ, 1999

16 Rissel C：Empowerment：the holy grail of health promotion? Health Promot Int 9：39-47, 1994

Part 3

信頼を構築するための

戦略と体制

6 章

医療者個人として、
危機管理組織として、
信頼を獲得する

情報源として、専門家として、あるいは危機管理対策の実施者（リスク管理者）として信頼が得られていなければ、何をどのように伝えてもその情報は信じてもらえない。信頼が低いほど人々の不安は高まり、対策の指示に沿った選択や行動をとる可能性が低くなる。リスクコミュニケーションにおいて信頼が重要となるのはこのためである。

ただ信頼とひと口にいっても、それをどのように獲得したらよいのかは自明ではない。人々は何を基準にして信頼できるか否かを判断しているのか。また、緊急事態下で信頼関係を構築できる組織が備えているリスクコミュニケーションの条件とは何か。そうした条件を満たすために組織内にどのような体制を築いておく必要があるのか。

本章では、医療者個人や危機管理組織が「信頼」を獲得するために必要なことがらについて学んでいきたい。

1 医療者が信頼を獲得するために

リスクコミュニケーションで最も大切となるのが信頼関係の構築である。情報源として信頼されなければ、何をどのように伝えてもその情報は信じてもらえなくなる。危機管理対策の実施者への信頼が低いと人々の不安は高まり、対策の指示に沿った選択や行動をとる可能性が低くなる。逆に、情報源の信頼性が高いほどその情報は受け入れられやすくなる。信頼は人々がリスク関連の決定を行うのに影響を与える最も強力な要因なのである。

信頼関係の構築や維持、緊急事態により信頼を失った場合のその再構築の重要性は、あらゆるリスクコミュニケーションのマニュアルやガイドラインで必ず言及されている。信頼はリスクコミュニケーションにとって欠かせないものなのである。

1 信頼できるか否か、その判断を決定付ける 4 つの要素

人々はいったい何を基準にして、目の前の専門家やリスク管理者を信頼できるか否かを判断しているのだろうか？

リスクコミュニケーション分野で著名なビンセント・コベロ博士によると、人は、ストレスを感じて動揺しているときには、専門家やリスク管理者の知識や専門性を気にする前に、彼らが自分を気にかけているか否かを知りたがる。そして、次の 4 つの要素の認知が、高ストレス下で相手が信頼できるか否かの判断に使われるという。

①思いやりと共感
②献身性とコミットメント
③コンピテンスと専門性

④正直さとオープンさ

　リスクコミュニケーションの場面で専門家やリスク管理者は、リスクに関する専門的なことがらを説明することに懸命になっている場面が多い。詳細で正確な科学情報の伝達が大切であることは言うまでもないが、そうしたコンピテンスや専門性は、実は信頼の判断要素の１つにしかすぎないことを覚えておきたい。

　人々の不安や懸念などの感情に寄り添い、今、リスク管理のために何が行われているのかを隠しごとをせずにオープンに伝え、リスク管理の役割を何とか果たそうとする姿勢を見せることで、リスク下にある人々は自分たちが気にかけてもらえている、分かってもらえていると感じることができる。同時にこれにより、人々は自分たちが部外者ではなく、リスク管理に関わる一員として扱ってもらえていると感じられる。また専門家やリスク管理者が人々の懸念に適切に答え、人々が必要とする情報を伝えることで、その専門家たちは能力や専門性が高い人だと捉えるようになる。

　情報を提供する側は、「リスクを理解すれば協力してくれるだろう」と信じていることが多いが、その情報の受け手側はリスク管理者や専門家が発するリスク情報だけでなく、対応の仕方を含むプロセスそのものを見ているのである[3]。

　さらに、個人の信頼は組織の信頼を上回ることも報告されている[4]。つまり人々は、権威ある組織や行政機関に所属しているからという理由で信頼するのではなく、その組織の担当者が何度も顔を見せて説明し、懸念にも答えることで信頼感を抱くようになり、その担当者が推奨する行動も受け入れてくれるのである。

2　尾身茂氏と若者との対談

　新型コロナウイルスデルタ株による感染拡大（第5波）が止まらない

中、感染症対策を講じる政府分科会の尾身茂会長が若者との対談番組[4]に出演した。こうしたステークホルダーとの意見交換はリスクコミュニケーションの典型的な形式の１つであり、個人や小グループでつくられる場は信頼を育むための最も効果的な空間である[1]。当時、若者たちは、感染を拡大させている原因だと批判され、ワクチン接種の順番も回ってこず、さまざまな自粛が求められる中で青春の時間を奪われており、不満も鬱積させている人が多かった。そんなタイミングで行われた対談であった。対談の最中、「緊急事態宣言の効果が薄れている中、行動制限を含めたさらに強い措置の導入についてどう思うか」という視聴者アンケートが行われた。回答結果は、７割近くが「賛成」となる、出演者の想像を超える高い数字となった。

　この結果に対して、尾身氏は開口一番「多くの人が今の医療の逼迫状況を理解し、本当は（行動制限など）やりたくないけれど、こう答えてくれた」と述べた。しかし、番組の出演者たちは、「これは、尾身氏が番組の中で、苦しい胸の内を吐露してくれたことが、この７割という数字になっていると思う」「"本当のことを言ってくれている"と思ったから、これほどの結果になったと思う」「夜の遅い時間（尾身氏も同席した21時からの総理記者会見の後に番組は生放送で開始された）から出演し、若者とやりとりがしたいんだという思いが伝わってきた」と考察していた。筆者も番組を見ていて、リスク説明の内容以上に、尾身氏がそこで示した若者の気持ちに寄り添いオープンに話される姿勢や、責任を持ってこの状況を何とかしたいという思いの方が強く印象に残っており、出演者の意見に同感であった。

　ちなみに、高ストレス状況下で信頼を得られる最大の要因となるのは、産業界であれば「思いやり」、行政であれば「コミットメント」である[5]。つまり、ハザードを扱っておりリスク管理をする立場にある企業が事故などを起こしてしまった場合であれば、被害住民から「この企業は自分たちのことを気にかけている」と認知されること、行政であれば「責務を果たそうとしている」と認知されることが、高い信頼につながるのである。ただしコミットメントは思いやりの延長線上にあるもの

であり、被害住民らに思いを寄せるからこそ「期待以上のことをして約束を果たす」態度を引き出せるわけで、思いやりとコミットメントはそもそも切り離せないものでもある。このため、後にコベロ博士らは信頼を生む要因として、「思いやりと配慮」「オープンさと正直さ」「知識と専門性」の３つを挙げるようになった。この点を考慮すると、先ほどの若者との対話のようなリスクコミュニケーションの取り組みは、継続的に行うことで、思いやりや配慮をより示すことにもなり望ましいだろう。いずれにしても、高ストレスの状況下では特に人々への思いやりを忘れないように心がけたい。

2 組織が備えておきたい 信頼構築のための条件とは？

　WHO は、危機管理組織が信頼関係を構築するには次の条件を備えて おく必要があると述べている[6]。

信頼関係を構築している組織が備えているリスクコミュニケーションの条件

①利用可能な（機能していてアクセスできる）サービスを紹介している
②透明性がある
③タイムリーである
④理解しやすい
⑤不確実性を認めている
⑥被害を受けた人々に向けて言葉を投げかけており、彼らが対話に関与して いる
⑦自己効力感の向上につながる
⑧複数のプラットフォームや方法、コミュニケーションチャンネルを通じて、 情報を発信している

　もしかすると、このリストを見て、至極当然のことでは……と感じら れたかもしれない。しかし、条件を 1 つ 1 つ見つめ直してみると、達 成できていないことは意外と多い。

①利用可能なサービス
　実情：「電話相談を始めた」と公表しているにもかかわらず電話がつ ながらない
　　➡利用不可能な［機能しておらずアクセスできない］サービスである
②透明性
　実情：命や健康に関わる大切な情報が一部非公開にされていたり、ど のように意思決定や危機管理がなされているのかが見えてこない
　　➡透明性が無い

③タイムリー

　実情：情報公開が遅い

　　➡タイムリーでない

④理解

　実情：専門用語が多くて理解が難しかったり、情報量が多過ぎたりして、何を伝えたいのか要点が分からない

　　➡理解しにくい

⑤不確実性

　実情：リスクや事態について分からないことも多いはずなのに、リスク管理者が全てを分かっているかのように発言する

　　➡不確実性を認めない

⑥寄り添いと対話

　実情：被害を受けた人々の意見や懸念を無視し、一方的にリスク管理者らが伝えたい情報のみを伝えたり、物事を決めたりする

　　➡被害を受けた人々に向けて言葉を投げかけておらず、彼らが対話に関与していない

⑦自己効力感

　実情：被害を受けた人たちを無力な被害者として扱ったり、彼らにとって実行が難しい予防行動を伝える

　　➡自己効力感の向上につながらない

⑧情報チャンネル

　実情：情報弱者と呼ばれる人がアクセスできない伝達経路で情報を伝えている

　　➡複数のプラットフォームや方法、コミュニケーションチャンネルを通じて、情報を発信していない

　どうだろうか。信頼関係の構築は、個人の心がけやスキルだけで実現できるものではないことに気付かれたと思う。緊急事態下においてリスクコミュニケーションはリスクマネジメントの中心に位置付けられるものであるが、これらの条件を満たすためにも、組織として、リスクマネ

ジメントの中にリスクコミュニケーション体制をあらかじめ築いておくことが不可欠なのである。

3 緊急事態下で効果的な リスクコミュニケーションを 実現させる体制づくり

　医療機関や教育機関、職場、地域などで、人々の健康に寄与するサービスを提供するために、法や規制によって定められた財政、管理、活動の範囲や内容に関する正式な構造のことをヘルスシステムという[7]。先ほど述べた通り、緊急時においてリスクコミュニケーションは個人の心がけだけで実現できるものではなく、このヘルスシステムの中で行われることで初めてその効果を発揮する。

　ヘルスシステムを成り立たせている柱ともいえるのが、「ガバナンス」「情報システム」「キャパシティビルディング」「財政」であり、これらの4つの柱の中にあらかじめリスクコミュニケーションを組み込んでおくことが重要だとWHOは述べている[6]。

1 ガバナンス

　ガバナンス（governance）とは、統治や支配、管理などを示す言葉であるが、上から下へ一方的に支配するのではなく、組織や社会に所属する当事者たちが適切に組織を管理、運営、合意形成や意思決定に関与するニュアンスのある言葉である[8]。このガバナンスにリスクコミュニケーションを戦略的な役割として組み込んでおくことが重要である。ここではその事前の準備事項について具体的に述べたい。

❶戦略的コミュニケーション計画の策定

　有事の際に、情報の受け手が必要とする情報を確実に届けるためには、事前準備として戦略的コミュニケーション計画を策定しておく必要

がある。2章でも述べたが、戦略的コミュニケーション計画とは各関係
者とのコミュニケーションをどうするか、役割や責任、方法などを定め
た計画のことで、危機管理チームが全ての関係者と適切にコミュニケー
ションをとるための戦略と、リスクの影響を受ける人々のニーズに合っ
た情報を伝えるための戦略という2つの側面を持つ。

❷役割と責任を決める

　まずは、危機管理チームが全ての関係者とコミュニケーションをとる
ための戦略という意味でのコミュニケーション計画について解説する。
多くの職場ではすでに、有事の際にうまくリーダーシップをとり対応が
できるように危機管理委員会などを常設していると思うが、そこにリス
クコミュニケーションの担当者も配置しておくことが重要である。

　緊急時の迅速なコミュニケーション実現には、情報の流れをコント
ロールする指揮命令系統を明確にし、役割を決めておかなくてはならな
い。主な役割としては次の4つがある[9, 10]。

・情報収集
・情報発信
・オペレーション支援
・連絡調整

　情報収集には、状況やリスクに関する最新情報の収集だけでなく、情
報を発信した後に、その情報が伝えるべき人に届いたか、それがどう捉
えられたかなどを確認するモニタリングも含まれる。ここでは、誰が最
新情報を収集するのか、誰が現場スタッフの声を拾ったりモニタリング
をしたりするか、誰が協力機関からの情報を得るか、そしてそれらの情
報をどこに集めるのかなどを決定しておく必要がある。

　情報発信とは、多様な伝達方法を用いて、対象者のニーズに合う情報
を伝えることである。ここでは、誰が被災した地域住民らとコミュニ
ケーションをとるか、誰が文書を作成し、誰がウェブサイトの更新をす

るのか、誰がスポークスパーソンになるのかなどを決めておかなくては
ならない。

　オペレーション支援では、危機管理対策本部が決定したオペレーショ
ンを遂行する中で、多様なコミュニケーション活動が求められる。誰が
被災者や現場スタッフの声を基にした内容の改善を本部に提案するか、
誰が電話相談をする場合のキャパシティを確認するかなど、うまくオペ
レーションが遂行できるように、誰が、何をすべきかを決めておくの
だ。

　連絡調整は、文字通り、組織や部門内外の関係者や協力機関の人たち
との連絡調整のことである。緊急事態への対応を担う各協力機関や専門
家、マスメディアなどへの連絡、対応や調整を誰が行うのかを決定して
おく必要がある。

　このように、リスクコミュニケーションに関わる各担当者の役割と責
任をあらかじめ決めておくことで、緊急時に効率的かつ迅速に動くこと
ができる。

❸情報の正確性の確認と情報発信の承認のプロセスを決める

　緊急時に情報を公開する前には、情報の正確性を確認したり、情報発
信の承認を得たりするプロセスを決定しておくことも忘れてはならな
い。これが欠けると、情報公開が遅れたり正確性に欠ける情報を提供し
てしまったり、情報公開した後に削除する事態になったりすることが起
きてしまう。

　米国 CDC は正確で一貫性のある情報を効率よく提供するためには、
情報を公開する前に、「組織の世評に責任のある広報の管理者」「情報が
組織の方針に反していないかを確認する責任者」「地震や感染症など当
該の災害や危機に詳しく迅速に動ける専門家」の 3 人にその内容を確
認してもらうことが重要であると指摘している[9, 10]。私たちの組織でも
あらかじめ各条件に当てはまる 3 人を指名しておきたい。

❹組織上層部の同意を得る

　リスクコミュニケーションを担当する職員の役割と責任、情報公開前の情報確認・承認プロセスを決めたら、その職員たちの緊急連絡先と、行動手順（緊急時に各職員がどう動くのか）を明記し、戦略的コミュニケーション計画としてまとめておく。こうした準備全てが、迅速かつ正確な情報発信や円滑なコミュニケーションにつながるのである。

　またその戦略的コミュニケーション計画には、組織上層部の同意を得ておきたい。これは迅速な対応のために、そして後のトラブルや情報の混乱を避けるために肝要である。というのも、緊急時とは時間が差し迫る状況であり、そこでの対応の適切さについての検証が後になされ、場合によっては実行した現場担当者に責任が問われる状況も発生し得る。また、どこまでの情報を公開するのかが定まっておらず、情報の受け手が必要とする情報が公開できなかったり、「なぜあなたがこのメッセージを出すのか」ととがめられたり、「その行動はやめるように」といった反対にあうことが往々にして生じるためである。

❺各組織の役割と責任を協力機関とともに決める

　組織内の役割などを定めたら、その事態に協力して対応していく外部の組織と、各組織の役割と責任を決めておく。例えば、ある病院で感染症の大規模クラスターが起きた場合、その病院だけでマスメディアからの取材や電話相談を含む全ての対応を行おうとすると業務過多となり、組織全体が燃え尽き諦めてしまう事態も生じる。だが、行政がそうした対外的な部分を担ってくれる、あるいは専門職団体などからも支援が得られることが知られており、その病院がやるべき感染制御のみに集中すればよいと分かると、安心して自分たちの責務をまっとうできる。どの組織にどの部分を任せられるのか、各組織の役割と責任を決めておくのである。

　各組織の役割と責任を定めたら、そうした役割とともに、各組織の組織図と連絡先、キーパーソンの連絡先を計画書に明記し、緊急事態が発生したらすぐにキーパーソンを探し、連絡がとれるようにしておこう。

規模の大きな事象を扱うことになる行政であれば、記者クラブなど、メディア関係者の連絡先や記者会見の場所（通常行っている場所が被災した場合の代替の場所を含む）も計画書に明記しておくとよいだろう。

❻ リスクの影響を受ける人々のニーズに合った情報を伝えるための準備

　次に、リスクの影響を受ける人々のニーズに合う情報を伝えるための戦略という意味での計画策定について述べる。こうした計画は**フィードバックの輪**が確立できるようなものにしなくてはならない。被害を受けた集団など情報の受け手となる人々のニーズを把握する、リスクコミュニケーションの目標を設定しメッセージを作成・発信する、その情報の到達具合や反応、効果などをモニタリング・評価し、それを次のリスクコミュニケーションの実践に反映させ改善に生かす。こうしたフィードバックの輪が確立できるような計画を立てておくのである。以上を踏まえると、コミュニケーション計画には、次の4つの要素は最低でも入れておく必要がある。

・ニーズのアセスメント
・目標設定
・リスクコミュニケーションの実施
・モニタリングと評価

　どのようにして情報の受け手からのニーズを把握し、リスクコミュニケーションの実施後の反応をモニタリングしたり、その効果を評価するか、これらの方法を事前に決めて計画に明記しておくことで、緊急事態下で時間的な制約がある中でも効果的なコミュニケーションがとれるのである。

❼ 制限やルールの見直しと透明性ある風土づくり

　リスクコミュニケーションの活動を阻害することのないように組織内

の制限やルールなどを見直しておくことも必須である。リスクアセスメントや危機管理対策の実施が適切になされているのかが疑問視された場合には、リスクマネジメントのプロセスをオープンにし、透明性を持たせることが、失った信用や信頼を取り戻す１つの方法であるが、実際には、議事録に個人情報が含まれていて公開できなかったり、法的責任が問われる可能性を懸念する上層部に反対されたりして実行できないことが少なくない。そうならないように、事前に上層部も巻き込み、どこまでの情報を公開するか、情報公開を阻害する制限の問題をどう解決するかなどを議論し、決めておくことが不可欠である。また、日ごろから透明性のある風土づくりも行っておきたい。

2 情報システム

　情報システムというと情報の処理や伝達を行うコンピューターシステムをイメージされるかもしれないが、ここでの意味は必ずしもそうしたシステムのみには限らない。緊急事態下で情報の流れを管理し調整するための仕組みという意味合いでこの語は用いられる。地理的な場所や部門などに関係なく、主要なステークホルダー全てを含めた危機管理委員会やその他の人々の健康を守るための会の創設、組織的なネットワークの構築がここでの鍵となる。

❶部門や組織を越えたネットワークの構築
　公衆衛生の緊急事態における情報のやりとりは、ひとつの部門や組織の中で完結することは決してない。情報システムの形成に当たっては、部門を越えた情報の流れが管理できるように関係者を巻き込み、地域の関係機関や組織を横断したネットワークを開発・構築することが必須となる。
　ネットワークの効果的な運用のためには、事前に関係性を構築しておくこと、トップダウンだけでなく横のつながりを持たせること、意思決

定部門間の情報交換とそこで決められた情報の周知が欠かせない。情報の一方的な周知ではなく、被災者や現場対応者のSOSやニーズを拾えるような体制づくりを意識することが重要である。また情報の管理者や情報発信を改善する広報担当者も事前に決めておきたい。

❷熊本県訪問看護ステーション連絡協議会管理者会の実例

　ここでひとつ実例を挙げたい。多機関多職種間の連携や情報共有については平時でも常に課題として挙げられることも多いが、とりわけ小規模事業者の多い在宅ケア現場の場合、緊急事態発生時に情報を一元化し共有することは難しい。緊急時にどうすれば1つの事業所も取りこぼしが無いように、在宅ケアサービスの利用者が不利益を被らないように、情報共有し連携できるのだろうか？　そのヒントとなる、熊本県訪問看護ステーション連絡協議会管理者会の取り組み[1]をここで紹介しよう。

　熊本県では新型コロナウイルス感染症が猛威をふるう2020年7月に、豪雨災害が発生した。発災直後から管理者会災害委員は、グループLINEで被災状況を共有し、現地の事業所やスタッフ、サービス利用者が何を必要としているかを把握すると同時に、管理者会の役員がSNSなどを利用して全国へ支援要請をして、迅速な対応を行った。またひとつの訪問看護ステーションの担当スタッフたちが新型コロナウイルス感染症に感染し、サービス利用者宅に訪問できない事態になっても、別のステーションのスタッフが代行し、サービス利用者へのケアを途切れさせずに済んだという。

　なぜこのような迅速かつ適切な情報共有や連携ができたのか？　これはその4年前に熊本地震を経験していたことが大きい。当時ももちろん連絡網はあったが、災害時には管理者会から現場へのトップダウンの情報よりも、むしろ現場からのSOSを拾い上げ、取りこぼしの無いように対応することこそが重要だと認識し、その後グループLINEを用いた情報共有を強化していたのだ。また災害時に訪問看護ステーションが相互に安否を確認したり、医療依存度の高い患者や難病・小児などのケ

アサービスや物資をシェアし合ったりできるように、複数の事業所が関わる「ペアステーション」の役割も強化されていた。訪問看護ステーションには小規模事業者が多いことを踏まえ、管理者会はかねてより、スタッフの病気や緊急事態に対応し、サービス利用者の不利益にならない体制づくりが大事と考え、このペアステーションの体制を整備し、近年は災害時対応を含めた機能も持たせていたのだ。また担当者が訪問できなくても、代行者がすぐに分かるように各サービス利用者のケア手順をまとめる方針にもなっていた。

　緊急事態下で現場対応者の SOS やニーズを拾えるような体制や、在宅ケアサービスを持続させる体制を事前に構築しておくことで、現場の対応者もサービス利用者も守ることができることを教えてくれる素晴らしい実例といえよう。

❸システムを利用する人々のニーズに即した情報システム

　情報やコミュニケーションのシステムを構築するときに、そのシステムが利用する人々のニーズに即していることを念頭に置いておかなくてはならない。システムを利用する人々は、自分の組織の職員、協力機関の職員、市民や患者などさまざまだが、彼らを巻き込み、意見を拾い上げ、彼らのニーズに合わせて調整し、部門や組織を越えて情報の流れを確実なものにすることが重要である。事前にステークホルダー間での意見交換を経てその運用を決めることで、情報システムが確実に利用される環境を作れるだろう。

　新型コロナウイルス感染症の対応では、さまざまな職場がメール（社内メールやメーリングリスト）、既存のイントラネット、病院であれば電子カルテ、救命救急現場や在宅ケア現場ではグループ LINE や LINE ワークスなどのチャットツール、オンライン会議、クロノロジーなどのツールを用いて、情報の周知と意見交換できる体制を整えていたと聞く。国レベルでは、医療機関等情報支援システム「G-MIS（Gathering Medical Information System）」や新型コロナウイルス感染者等情報把握・管理支援システム「HER-SYS（Health Center Real-time Information-sharing System on COVID-19)」が開発された。

　既存のものを使わずに、新たな情報システムを使用するときには、利用に当たって「操作が難しくはないか」「簡単にアクセスできるか」をあらかじめ確認し、もしそうした問題があれば改善しておくことが望ましいし、それがムリならば適時改善すべきである。

❹永寿総合病院看護部の実例

　約200人の新型コロナウイルス感染症の院内クラスターが発生した永寿総合病院でも、「クロノロジー」を使った情報システムが役立った[12]。クロノロジーとは、災害対応時に膨大な情報を管理するための経時活動記録のことである。入ってきた情報とその時刻、指示事項、発信元や発信先、予定などについて時系列に記録することで情報を整理し、情報の混乱を防ぐ目的で開発されたツールだ。当時、同院看護部には、毎朝／夕の感染対策本部会議の内容、看護部でのミーティング内容、患者やスタッフのPCR検査結果、東京都や厚生労働省クラスター対策班

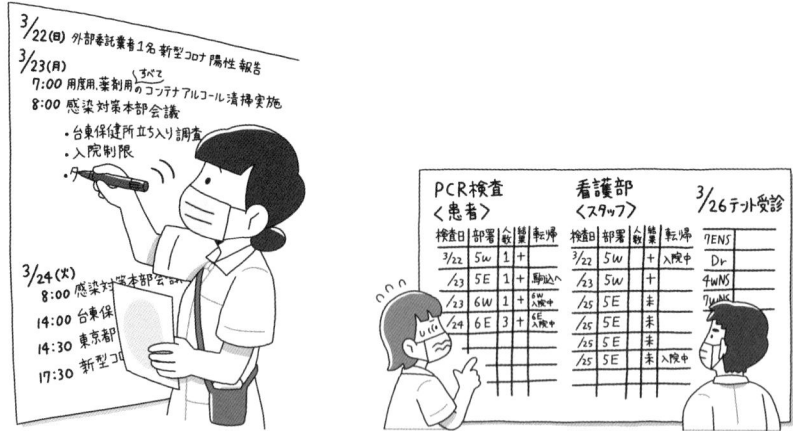

図6-1　アウトブレイク発生時における永寿総合病院でのクロノロジー活用の様子
（髙野ひろみ，他：永寿総合病院看護部が書いた　新型コロナウイルス感染症アウトブレイクの記録．医学書院，2021より．イラスト：ふるやまなつみ）

からの情報、業務変更内容など、刻一刻と変化する膨大な情報が入って
きていた。そうした中で、クロノロジーが防災訓練時に使われたことを
思い出した看護科長が、壁に貼り付けられるライティングシートの上に
時系列で記載して整理を行い、看護科長室前の廊下に掲示したのである
（図6-1）。看護部の情報共有ツールとして使用し始めたものだが、後に
院内の全職員が目を通すようになったそうだ。緊急事態発生前のクロノ
ロジーを用いた演習が役立った好例である。

3　キャパシティビルディング

　キャパシティとは、個人・組織・社会が期待される役割を果たし、問
題を解決し、目標を設定してそれを達成する自立発展的な能力のこと
で、ビルディングとはその個人や組織などの能力向上のことである[13]。
緊急事態の文脈でいえば、専門家や危機管理組織がリスクコミュニケー
ションやステークホルダーとの調整ができるようになるために、人材の
確保や育成、事前確認や研修を定期的に行うことである。

❶リスクコミュニケーションを担当できる職員の確保と育成
　新型コロナウイルス感染症の流行下では、リスク管理者が感染管理対
策の遂行業務の合間にリスクコミュニケーションの役割を請け負うこと
も多かった。そのため、リスク下にある人々（現場対応スタッフを含む）
へのコミュニケーションの量と質を確保できずに、「組織が何を考えて
いるのか不透明だ」と疑いを持たれた場面もあったようだ。リスクコ
ミュニケーションは感染管理業務の片手間にできることでもないので、
そうした結果は当然とも思える。
　こうした事態に備えて、リスク下にある住民や現場スタッフなどが情
報に基づく意思決定ができるようにするために、リスクコミュニケー
ションを担当できる職員の確保や育成は事前に進めておきたい。これは
何も、リスクコミュニケーションに特化した専門家を雇用することを意

味するのではなく（もちろんできればそれに越したことはないが、そもそもわが国にそのような人材はほとんどいない）、個々の医療者が役職に応じて、スキルとして身につけておく方針を選ぶのが現実的だろう。

　また行政で働く読者は、メディア対応をするスポークスパーソンとなることもあるだろう。その場合、市民のニーズや理解レベルに合わせた内容を伝えるリスクコミュニケーションのトレーニングだけでなく、メディア対応のトレーニングも受けておくことが望ましい。

❷ステークホルダー間の情報を共有する能力の事前確認と研修

　計画しているコミュニケーション戦略がうまく機能するか、ステークホルダー間の情報を共有する能力を確認し、能力向上のための研修を行うことも重要である。ある緊急事態を想定して、現場対応をする職員や患者・市民らはそれぞれどのような情報が必要となるか、何をどのような表現で伝えたらよいか、どの方法（伝達経路）で伝えるべきかなどを検討し、それが実際に機能するのかを演習を通して確かめる。そうした体験から学びを得ておくのである。永寿総合病院がクラスター発生前に防災訓練として行ったクロノロジーを用いた演習は、この一例である。

❸リスクコミュニケーションをとる上で身につけておきたい能力

　リスクコミュニケーションをとる上で身につけておきたい能力のいくつかを以下に挙げる。これらは研修を企画する際などに参考にされるとよいだろう。なお、こうした研修は座学だけでなく、演習も交えた体感型にした方が効果的である。

・合意形成に必要な対人スキルやソフトスキル
・分析力と文書化する能力
・情報の受け手となる人々の反応をモニタリングし評価をする能力
・公平性の欠如や道徳的無関心、脆弱な集団への影響など、アウトレイジを引き起こす要因を認識する能力
・コミュニケーション戦略や計画、実践基準を開発する能力

- ステークホルダーや協力機関とコミュニケーションをとる能力
- コミュニティ・エンゲージメントを促す能力
- 効果的なリスクコミュニケーションのための社会政治的、経済的、文化的分析をする能力
- 科学技術的な言葉を、情報の受け手側の文脈に合わせて、理解可能なものに翻訳する能力

4 財政

財政とは、緊急事態への準備と対応、回復段階におけるリスクコミュニケーションを不可欠なものと見なし、コアな予算の中に算入して持続可能な活動にすることである。

リスクコミュニケーションを担当できる職員の確保と育成や情報システムの開発などには、当然コストがかかる。ほかにも防災教育など日ごろの備えとしてのリスクコミュニケーションも行わねばならないが、こうした活動にももちろん費用が発生する。

緊急事態発生後の対応や復旧・復興時には、予算不足で体制が整わず、十分なリスクコミュニケーションの量と質が確保できなくなることは決してあってはならないことだ。組織の危機管理の予算の中に、リスクコミュニケーションの視点から必要な予算も確保しておくことを忘れてはならない。

*

公衆衛生の緊急事態におけるリスクコミュニケーションで、リスク下にある人々と信頼関係を構築する重要性がよく述べられるが、それが個人の心がけだけで実現できるものではないことが、十分お分かりいただけたと思う。丁寧なコミュニケーションに尽力していたのに批判をされたというつらい経験のある読者もいるかもしれないが、それはそもそも組織にリスクコミュニケーションの体制も、戦略的コミュニケーション

計画も無い中で、個人のスキルと責任感だけで何とか対応しようとしていたからなのかもしれない。リスクコミュニケーションとリスクマネジメントは切り離せない。だからこそ、危機管理の中にリスクコミュニケーションの体制をあらかじめ築き、戦略的コミュニケーション計画を策定しておくことで、初めてその個人と組織の力が十全に発揮できるのである。

文献

1　Covello VT, et al. : Risk communication, the West Nile virus epidemic, and bioterrorism : responding to the communication challenges posed by the intentional or unintentional release of a pathogen in an urban setting. J Urban Health 78 : 382-391, 2001

2　Covello V : Risk communication and occupational medicine. J Occup Med 35 : 18-19, 1993

3　Lum MR, et al. : A Primer on Health Risk Communication Principles and Practices. Agency for Toxic Substances and Disease Registry, Atlanta, GA, 1994
https://stacks.cdc.gov/view/cdc/7692（2022/9/5 アクセス）

4　ABEMA TV 変わる報道番組＃アベプラ：「若い人のせいじゃない」尾身茂会長が伝えたいコロナの現実は？　田村淳と議論．2021 年 8 月 17 日放送
https://abema.tv/video/episode/89-66_s99_p3074（2022/9/5 アクセス）

5　Peters RG, et al. : The determinants of trust and credibility in environmental risk communication : an empirical study. Risk Anal 17 : 43-54, 1997

6　WHO : Communicating risk in public health emergencies : a WHO guideline for emergency risk communication（ERC）policy and practice. 2017
https://apps.who.int/iris/handle/10665/259807（2022/9/5 アクセス）

7　WHO. European Observatory on Health Systems and Policies. Glossary. 2009

8　コトバンク：ガバナンス．
https://kotobank.jp/word/%E3%82%AC%E3%83%90%E3%83%8A%E3%83%B3%E3%82%B9-2405（2022/9/5 アクセス）

9　蝦名玲子：クライシス・緊急事態リスクコミュニケーション（CERC）：危機下において人々の命と健康を守るための原則と戦略．大修館書店，東京，2020

10　CDC：CERC：Crisis Communication Plans．2014
https://emergency.cdc.gov/cerc/ppt/CERC_Crisis_Communication_Plans.pdf（2022/9/5 アクセス）

11　木村浩美：熊本地震・豪雨災害の体験から：熊本県訪問看護ステーション連絡協議会管理者会の取り組み．第 11 回日本在宅看護学会学術集会抄録集，55 頁，2021

12　髙野ひろみ，他：永寿総合病院看護部が書いた 新型コロナウイルス感染症アウトブレイク

の記録. 医学書院, 2021

13 日本国際保健医療学会：国際保健用語集一覧「キャパシティ・ディベロップメント」.
https://jaih.jp/?active_action=multidatabase_view_main_detail&block_id=201&content_
id=318&multidatabase_id=8（2022/9/5 アクセス）

7 章

戦略的リスクコミュニケーション計画を策定し、実践する

公衆衛生の緊急事態では、効果的なリスクコミュニケーションをとるために、戦略的コミュニケーション計画を事前に作成しておくことが肝要である。戦略的コミュニケーション計画には、危機管理チームが全ての関係者と適切にコミュニケーションをとるための戦略と、リスクの影響を受ける人々のニーズに合った情報を伝えるための戦略という側面の 2 つがある。

本章では、戦略的コミュニケーション計画を構成する 2 つめの側面にフォーカスを当てていきたい。緊急事態下でリスクの影響を受ける人々のニーズに合った情報を伝えるためには、どのような事前準備をし、実践の際には何に留意し、どのようにコミュニケーションの効果を評価したらよいのか、そのプロセスの全体像をまとめよう。

1　戦略的コミュニケーション計画策定に
向けての第一歩

1　緊急事態のシナリオを設定する

　自分の生活圏で起こり得る緊急事態にはどのようなものがあるか知っているだろうか。計画の策定に先立ち、そうした緊急事態の把握と同時に、各事態がどのようなリスクをもたらすのかを洗い出しておこう。地震や豪雨などの自然災害、感染症のアウトブレイク、原子力発電所や化学薬品工場での事故……。危機管理のワークショップと同様に、各事態について詳細な設定を行うのだ。

　このとき、6〜8人の小さなグループに分かれて、ブレーンストーミングをするとよいだろう。どんなアイデアが出されてもその発言に対して批判せず、とにかく思いつく限り、個人の生命や健康から生活インフラに至るまでリスクをもたらす緊急事態を詳しく書き出す。2011年の東日本大震災や福島第一原子力発電所事故、そして新型コロナウイルス感染症のパンデミックなど、近年を振り返っただけでも、防災や危機管理、感染症対策の研修で想定していた内容を上回る事態が現実に起こり、対応しきれなかったという事実がある。だからこそ、起こりやすい緊急事態はもちろんのこと、「非現実的だ」と思うくらいの最悪のケースも想定しておかねばならない。

2　リスクの影響を受ける対象を明確化する

　緊急事態のシナリオを想定したら、そうした事態が起きたときに、誰に情報を伝えなければならないかを考える。即座に情報を伝えるべき優

先順位が最も高いのは、その事態により直接影響を受けている人々、つまり被災者や現場の対応者である。次に優先順位が高いのが、近隣の住民、被災者や生存者の家族、マスメディアである。

　自分の働く病院での感染症アウトブレイクを想定すると、入院患者や現場の対応者・協力機関にまず情報を伝え、それから患者家族や外来患者、場合によってはマスメディアに情報を伝えなければならないだろうという具合に、情報を伝えるべき相手を1つ1つ挙げていく。

　ここでリスクの影響を受ける人々を考えるときに、災害弱者と呼ばれる人々、つまり普通に行動して避難することが困難な人々の存在を忘れないようにしたい。災害弱者には、高齢者や障害者、傷病者、妊婦、乳幼児、日本語の理解が十分できない外国人、当該地域の地理に疎い旅行者が含まれる。誰に情報を伝えなければならないかを把握したら、各情報の受け手（リスクの影響を受ける人々）の人数も推定しておこう。

3　ニーズをアセスメントする

❶情報の受け手のニーズを理解する

　リスクコミュニケーションで、リスクについて説明をしたり、対話を働きかけたり、あるいは説明文書などを作成するときに忘れてはならないのが、情報の受け手がどのような情報を必要としているかそのニーズを把握することである。緊急事態の種類にもよるが、その事態が起きた24時間以内、数日以内、1週間以内、2週間以内、1か月以内、1か月以上後など、時間の経過とともに、情報の発信側が伝えるべき情報だけでなく、情報の受け手が必要とする情報も変化していく。どのような情報が必要となるかおおよその予測をしておきたい。

　よくリスクについて判明したことをそのまま伝える場面を見るが、そうすると情報の受け手に不満が残る。リスクにさらされた市民に対して、専門家はそのリスクの科学的な説明に終始しがちであるが、市民は家族の安全や生活（リスク下で安全に暮らすためのノウハウなど）に関わる

ことを知りたがることが多い。専門家や行政が伝えたい情報と、危機下で暮らす市民が必要とする情報には「ギャップ」がある。情報を伝える相手のニーズを把握することでそうしたギャップに気付き、埋めることができる。こうしたニーズや経験についての情報を収集することで、彼らの懸念、心配、恐れ、敵意、ストレス、怒りのレベルを予想し、リスク認知の理解につなげることが可能になる[3]。

❷対象者分析

ニーズの把握に限らず、「情報の受け手がリスクについて科学的にどの程度理解しているか」「リテラシーのレベルはどうか」を知ることで、解説する内容や単純化の度合い（あるいはどこまで詳細に伝えるか）など情報発信におけるメッセージの推敲に役立つヒントが得られるだろう。

さらには、「普段どこから情報を得ているか」「緊急時にどこから情報を伝えられたいか」を知ることも、情報を確実に届けるために不可欠である。情報の入手先としてすでに使われている方法を用いることで、確実に情報を届けたい。

こうした情報の受け手となる人々のことを「対象者」と言うが、この対象者のニーズやリテラシー、リスクについての理解度や感情、習慣などの分析を総じて「対象者分析」と呼んでいる。

この対象者分析は緊急事態への備えとして、事前に行っておきたい。つまり、情報の受け手となる人々の代表者を集めて、「もしこうした事態が起きたら何を知りたいか」「このリスクについて知っていることを教えてほしい」などの質問を投げかけながら、次章で紹介するフォーカスグループインタビューを行い情報収集と分析をしておくのだ。

　情報の受け手となる人々について、具体的にどのようなことを把握しておけばよいのかもう少し詳しく見ていこう。所属する組織が担当するリスクコミュニケーションの役割や規模などによってその内容は変わってくるだろうが、おおよそのイメージは共有できると思う。

1 　伝える情報の内容や概念、用いる言葉、 文章やその構成を検討するために把握したいこと

　対象者が必要としている情報や懸念を抱いていることへの回答は、必ず伝えることが重要である。例えば、病院で感染症のアウトブレイクが起き、患者家族に文書で伝える場合には、患者家族はそこに何が書かれていてほしいと思っているのかを事前に把握し、その期待に沿えるようにしておくのだ。最終的には、対象者の期待を満たす、できればそれを上回るようなコミュニケーションをとりたいものだが、そのためにはそもそも対象者がそのリスクコミュニケーション活動から何を期待しているのかを理解しておかねばならない[4]。

　そしてリスク説明をする際に、何をどのように表現して伝えるかを決定するために、情報の受け手となる対象者のリスク認知、理解度やリテラシーなどを把握しておくことは不可欠である。専門家と対象者のリスクについての見解が一致していれば、その科学的情報に基づき話を進めればよい。その際は、対象者の理解度やリテラシーの程度に合わせ、どこから解説し、どこまで単純化させるかを決めることが重要である。

　もし専門家と対象者のリスクについての見解が異なるようであれば、リスク認知に影響をもたらす対象者のアウトレイジや、コミュニティの

特性を理解した上での対応が求められる。アウトレイジに関してはその
レベルに合わせてリスク軽減行動を選択できるようにしておき、その感
情が恐怖であれば、自己効力感や対応効力感のレベルによって情報の伝
え方を変えることで、予防行動につなげやすくなる。アウトレイジに関
しては緊急事態が起こる前と後とでは当然変わるだろうが、そのことも
想定した上で現状理解をし、もし事前準備の段階で人々のアウトレイジ
が低い場合には防災教育などをしておくとよいだろう（もしこれを事象の
探知後のリスクアセスメントの段階で、コミュニケーション戦略の策定として行
うのであれば、すでにアウトレイジは高まっているわけなので、人々がどのよう
な感情を抱き、なぜその感情を抱いているのかに耳を傾けるとよいだろう）。

　また過去の対応が悪かったり事故が繰り返されていたりして対象者の
不信感が高い場合には、リスクマネジメントのプロセスに透明性を持た
せるために、そのプロセスを公開し参加できるようにすることを検討し
たい。

　リスクについての見解や世界観はコミュニティによって異なることも
ある。例えば、ワクチンについての見解は、信奉する宗教や支持する政
党などによって異なるケースが多い。米国ではドナルド・トランプ元大
統領支持者が新型コロナワクチンの接種を拒否していたのが記憶に新し
い。「市民」とひとくくりにするのではなく、そうしたコミュニティの
特性を理解した上で、彼らに響く言葉を伝えなくてはならない。

　最後に過去に同様のリスク下にいた経験がある場合には、その経験を
どう捉えているかも把握しておきたい。過去にうまく乗り越えられたと
捉えていれば、当時の状況に基づいてリスクについての話を進めるとよ
いだろう[4]。「"津波てんでんこ"（＝海岸で大きな揺れを感じたときは、津波
が来るから肉親にもかまわず各自てんでんばらばらに即座に高台に逃げて自分の
命を守れ）という防災教育をしていたからこそ、東日本大震災のとき、
岩手県釜石市内の小中学生は直ちに避難し、生き残れた」という証言が
ある。このように当時の状況を振り返りながらリスク回避行動について
の話を進めると、より実感を持って理解してもらえるだろう。一方で、
身内を震災で亡くし、まだその心の傷が癒えていないようであればそれ

を確認した上で、そうした体験談は伝えずにシンプルにリスク回避行動のみを伝えるというように、それぞれの経験に応じて伝え方を変えた方がよい。

　これらを踏まえると、以下のような内容を把握し分析しておくことが勧められる。

・対象者はどのような情報を必要とするか？
・対象者はどのような懸念を抱くか？
・対象者はこのリスクコミュニケーション活動に何を期待しているか？
・対象者はそのリスクについて科学的にどの程度理解しているか？
・対象者のリテラシーはどの程度か？
・専門家と対象者のリスクについての見解はどの程度離れているか？
・対象者のアウトレイジのレベルはどの程度か？　なぜその感情を抱いているのか？
・対象者の自己効力感と対応効力感のレベルはどの程度か？
・対象者のいるコミュニティを特徴付ける、ほかとは異なる社会・政治・経済・文化的特性があるか？　彼らはどのような世界観を持っているのか？
・対象者は過去に同様のリスク下にいた経験をしたことはあるか？　それはどのような経験か？

2　情報を伝える方法を検討するために把握したいこと

　何を用いてその情報を伝えるかも検討しなくてはならない。もし可能であれば、すでに対象者が利用している情報入手手段を用いて伝えることが望ましい。そちらの方が簡単にアクセスできるからだ。

　このとき対象者の人数規模も考慮する。情報を伝えるべき対象者の規模が全地域住民であればマスメディアやインターネットの活用を考えるし、避難所にいる住民や、患者・その家族といった小規模のグループで

あれば、説明会を検討するなど、対象とする人数規模によって情報を伝える方法が変わるものである。また情報の伝達だけでなく、**対象者がどの方法で双方向のリスクコミュニケーションをとり合う（関与や参加をする）ことを希望しているか**も聞いておきたい。これらを踏まえると、次の4点を押さえておくと良い。

・情報を伝えるべき対象者は何人いるか？
・対象者はどこから情報を得ているか？
・対象者はどこから情報を伝えられたいと思っているか？
・対象者はどの方法でリスクコミュニケーションをとり合う（関与や参加をする）ことを希望しているか？

3 誰から情報を伝えるかを検討するために把握したいこと

　誰から情報を伝えるかを決定するときに、把握しておきたい情報もある。

　情報提供を担う組織が、情報の受け手となる対象者から「**この組織が情報提供の役割を担っている**」と認識されているか否かである。もしあまり知られていなければ、最初に組織の役割を説明し、認知度を高めなければならない。内部の人間同士は役割が分かりきっているので忘れがちだが、対象者がそうした内情を知らない場合には、役割を明確に示すことは大切である。

　また、すでに情報提供をしている組織が認知され信頼されていれば引き続きその組織から情報を伝え続けるのが適切である。**組織にすでに信頼されている人物がいれば、その人にスポークスパーソンになってもらう。もし信頼されていなければスポークスパーソンを変える、人々から信頼されている人に司会を務めてもらって公開説明会を開催すること**を検討したい。外部のスポークスパーソンを利用したりするなど、方法を

考える必要がある。事前に把握し分析しておくとよい3点を挙げておく。

・対象者は情報提供をしている組織についてどの程度知っているか？
・対象者はその組織を信頼できると思っているか？
・対象者は誰を信頼しているか？

　繰り返すが、自身の所属する組織のリスクコミュニケーションの役割や規模などによって把握すべき内容は変わる。国や行政レベルであればここまで把握しておいた方がよいと思うが、日ごろから患者やその家族と顔の見えるつきあいをしている医療機関や在宅ケアの現場であれば、すでにリテラシーレベルや過去の経験などは把握していると思われるので、緊急事態が起きたときに必要となる情報（ニーズ）や心配なこと（懸念）、どこから情報を伝えられたいかについて簡単にヒアリングしておく程度でよいかもしれない。いずれにせよ、こうした視点を持って情報の受け手となる人々の特徴をあらかじめ理解しておくことで、対象者のニーズや状況に合った情報を伝えられる可能性が高まる。

3 リスクコミュニケーションの目的と 目標を設定する

　情報の受け手となる人々（対象者）のニーズや状況を把握したら、次にやるべきは目的と目標設定である。

1 目標（objectives）

　目標（objectives）とは、「リスクコミュニケーションをとることで何を達成したいのか」を具体的かつ定量的に明確にしたものである。リスク回避・軽減行動をとる人の割合や、そのリスクコミュニケーションをとった結果どのようになってほしいのかを、数値的に明確にする。目標は、定量的に測定できるものにすることで、リスクコミュニケーションをとる前後の変化を数値で比較できる。リスクマネジメントの最終段階で行われる「評価」のためにも具体的な数値目標を設定しておきたい。また、目標の設定は、誰の意識や行動を変えようとしているのかをはっきりとさせ、コミュニケーションをとるべき対象者を明確化するのにも役立つ。

2 目的（purpose）

　「何のためにリスクコミュニケーションをとるのか」といったその目的（purpose）を明確にしておくことも不可欠である。典型的な目的は「緊急事態により発生したリスクを回避・軽減する行動を呼びかけること」だろう。また——これは事前準備段階の例ではないが——長引くパンデミック下で感染症の予防行動をとり続けるのに嫌気がさしている市

民が多くなり、感染拡大の歯止めがきかない状況においては、その目的は「この状況を皆で乗り越えようという気持ちにさせること」となるかもしれない。こうした目的や目標の設定によって、何のために、何を目指していて、その目的や目標を達成するために何をすべきかがはっきりとし、最終的な意思決定を行う上層部を含めた関係者全員で共通認識が築ける。

　「目標」も「目的」もあることを成し遂げようとするときに目指すものを示す言葉であることに変わりはないが、「目標」とは計画の中で達成したい具体的なことを示すものに対して、「目的」にはその活動の意図を含むニュアンスがある、ということを覚えておきたい。

4　キーメッセージを決める

　ニーズのアセスメントや目的と目標の設定ができたら、実際に発信するメッセージの下案を作成する。

1　キーメッセージを検討する

　メッセージ作成で重要となるのが、情報の受け手となる対象者に伝える情報のカギ（key）となる、最も伝えたい「キーメッセージ」を決めることである。緊急事態下では人間の情報処理能力は著しく低下するため、情報が多過ぎるとかえってまったく伝わらないということが起きてしまう。このため、情報量を絞ることが必須となるが、重要な情報まで削除してしまわないように、これだけは伝えておくべきキーメッセージを決めておくことが重要なのだ（キーメッセージは関係者間で共有し、関係者皆が同じキーメッセージを伝えることで一貫性のある情報提供が可能となる）。

　緊急事態下では、人々が健康を守るために現実的にとることができる特定の行動を伝えることが肝要である[5]。漠然とした情報や一般的な情報をただ提供するだけでは、かえって混乱を招きかねない。このため、「どの場面で、どう行動するのか」を示す具体的な行動はキーメッセージに入れておきたい。

2　リスクコミュニケーションは広告キャンペーンではない

　キーメッセージはマーケティング分野で使われ始めた言葉ではあるが、ここで心がけておきたいことは、リスクコミュニケーションは広告

キャンペーンのように、人を操るものでは断じてないということだ。公衆衛生に関連するメッセージには、行動変容に向けた説得の要素が含まれることもあるが、そうした場合でも、専門家の知識や情報を押し付けるのではなく、情報の受け手となる人々が知りたがっていることや知る必要のあることを理解し、人々が自主的な判断をするのに必要とされる、科学的、技術的、医学的に正確な情報を、確実に得られるようにするためにリスクコミュニケーションは存在している。

3　メッセージマップ

　情報の受け手となる人々（対象者）がリスクについての知識や理解を高め、情報提供者としての信用と信頼を構築し、リスクを減らすための適切な態度や行動、信念を促進することを目指すツールとして、メッセージマップという方法が開発されている（図 7-1）[6]。これは、対象者の懸念や予想される質問に簡潔明瞭に答えられるようにするためのものである。

　対象者分析を終えたこの段階では、対象者のニーズ、つまり人々の懸念や必要としている情報が理解できているはずなので、それをキーメッセージとして前面に出すことを検討する。キーメッセージが多過ぎると情報量が多くなり何が重要なのかが不鮮明になるので、キーメッセージと各キーメッセージへの補足情報は 3 つまでとする[6]。

　米国原子力規制委員会の研修会で用いられたキーメッセージを紹介しよう[6]。

キーメッセージ 1．屋内退避は防護行動であり、これには今いる場所から建物内に入ることが含まれる
キーメッセージ 2．避難ではなく、屋内退避が求められることがある
キーメッセージ 3．建物内に短時間いることで、放射線の曝露から身を守ることができる

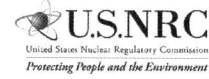

ステークホルダーの 質問や懸念		
キーメッセージ 1	キーメッセージ 2	キーメッセージ 3
補足 情報 1.1	補足 情報 2.1	補足 情報 3.1
補足 情報 1.2	補足 情報 2.2	補足 情報 3.2
補足 情報 1.3	補足 情報 2.3	補足 情報 3.3

図 7-1　メッセージマップ
〔Covello VT, et al.：Risk Communication‐Principles, Tools, & Techniques. U.S.NRC, Washington, D.C., 2010 https://www.nrc.gov/docs/ML1015/ML 101590283.pdf より筆者訳〕

　そして、各キーメッセージの補足情報を 3 つ以内で記載する。キーメッセージ 1 であれば、次のような内容となる。

補足 1. 退避場所は、自宅、会社、オフィス、学校、ショッピングモールなど
補足 2. 建物の種類によっては、放射線量を最大 80% まで削減できる
補足 3. 屋内退避中はラジオやテレビから最新情報を得て、全ての窓・ドア・空気孔を閉じ、外気を用いた冷暖房は切る

　メッセージマップを必ず使わねばならないということはない。だが、このように対象者の懸念や予想される質問に対して情報を階層的に、簡潔明瞭な言葉で整理しておくことで、緊急事態発生時には情報の発信側が伝えたい情報を一方的に伝えるのではなく、情報の受け手となる人々のニーズを満たす情報を簡潔明瞭に提供できる。それにより人々の理解

が深まり、リスクを減らすための行動を促すことにつながるのである。また、これを基に想定される質問に対する回答を「Q&A」方式で事前に準備しておくことも望ましい。その際、リスクは技術用語で説明されるべきではない。というのも、その場合リスク軽減行動を促進するのに役立たないからである[5]。

5 伝達方法やモニタリングの方法を決め、メッセージの下案を作成する

1 情報を伝える方法

キーメッセージが完成したらその伝達方法を検討する。情報の受け手となる人々から事前に把握した「情報を伝える方法」のリサーチ結果を振り返り、緊急事態の種類や対象者の置かれている状況、人数に見合った伝達方法を決定するのである。

ここで勘違いしてはいけないのは、伝達方法を1つに絞る必要はないということである。逆に、情報を伝えるべき人に確実に情報を届けるために、文書、説明会、電話相談、ワークショップ、ウェブサイト、マスメディア、SNSなど、多様で重層的な伝達方法を幅広く検討し、使用するのが望ましい。キーメッセージを関係者間で共有し、文書でも、説明会でも、電話相談でも、記者会見でも、その同じ内容を、さまざまな伝達方法で伝えることで一貫性のある情報提供が可能となる。

2 現場の状況や声を把握する「モニタリング」の方法

またこちらからの伝達方法だけでなく、その情報が伝えるべき人々全員に届いているか、人々の必要としている情報を提供できているかなどを知るために、モニタリング方法についても検討しておきたい。一方的に伝えるだけでなく、その情報の受け手側の反応をみて、その都度コミュニケーションを改善していくことが求められるが、その方法を決めておくのだ。モニタリングの内容についての詳細は本章の章末に後述しているので、そちらを併せて参照いただきたい。

3 メッセージの下案を作成する

　各伝達方法に合わせてメッセージの下案を作成する。口頭説明と文書説明では同じキーメッセージでも表現が変わるだろうし、文書と一言でいってもそれを説明文書で伝える場合とポスターで伝える場合、インターネットメディアを用いる場合でもウェブサイトで伝える場合と文字制限のある SNS（Twitter）で伝える場合では、それぞれ表現が変わる。このため各伝達方法に合わせたメッセージにする必要がある。

　メッセージを発信する前に、再度、情報の受け手となる人々（対象者）からフィードバックをもらい、「そのメッセージに対象者が必要とする情報が盛り込まれているか」「簡単に理解できるか」「推奨する行動をとろうと思えるか」などを確認するのが望ましい。

4 規模にかかわらず平時のうちに対象者分析やメッセージの下案作成を行っておく

　可能であれば、平時のうちにここまでを行っておきたい。緊急事態を想定し、リスクの影響を受けそうな人々の対象者分析や、メッセージの下案作成を進めておくこと。この事前準備が、緊急時の厳しい時間的制約がある中で、迅速かつ適切なリスクコミュニケーションがとれるか否かを左右するのである。

　こうしたことは行政など対象者の人数規模の大きな組織がやるべきで、一医療機関などの規模であれば必要無いのではないかと思われるかもしれない。確かに、リスクについての Q&A などは作成する必要は無いかもしれないが、それでも基本的なプロセスは同様に行っておきたい。

　医療機関で働く読者が感染症のアウトブレイクの発生に備えておく場合であれば、あらかじめ患者会や家族会の代表などから聞き取りを行

い、そうしたときに彼らが何を心配し（懸念）、何を知りたいと思うのか（ニーズ）、どの方法でコミュニケーションをとり合いたいかを整理しておく。これが情報の受け手を理解するための対象者分析となる。そして、リスクコミュニケーションの目的を明確にした上で、患者や家族に伝えるべきキーメッセージを整理し、それをどの伝達方法で伝えどう表現するか、メッセージの下案を作成する。もし家族に対して文書で伝えることに決めた場合であれば、文面をまた家族会の代表に確認してもらい、情報の内容、表現の仕方、そこから受ける印象について意見を集めておくのである。

6 文書化し戦略的コミュニケーション計画に組み込む

　ここまでで、コミュニケーション戦略の柱である「誰に、何を、どの方法で、どう伝えたらいいか」「そしてそれは何を目指しているのか」などが整理されたと思う。

　整理がされたらそれを文書化し、計画書の形にしよう。どのようなリスクがあり、誰が影響を受け、誰に情報を伝えるのか、リスクの背景や情報の受け手となる対象者の特徴や推定人数、リスクコミュニケーションの目的や目標、もしそうした事態が起きたら、誰にどの方法を用いて情報を伝えるか、そしてリスク下にある人々の声や反応をどのように把握するのかなどについて明記する。明記した計画書は、作成した下案メッセージとともに、前章で述べた戦略的コミュニケーション計画に組み込んでおく。これについても、組織上層部の同意のサインを得ておこう。

7 リスクコミュニケーションを実施する

1 下案への加筆修正が時間と労力の短縮と
ニーズに合った情報提供につながる

　緊急事態が起きたら、戦略的コミュニケーション計画に沿ってリスクコミュニケーションを実施する。つまり、緊急事態発生に備えて作成していた下案メッセージに、状況に合わせて加筆修正し、事前に決めていた伝達方法を用いて、リスクにさらされている人々に伝えるのだ。これにより緊急事態下での貴重な時間や労力を節約できるだけではなく、人々が必要としている情報を適切な表現と方法で届けられる可能性が高まる。

　このように、組織が平時から情報の受け手となる人々に関与してもらい、意見を求める活動をしておくことを通して、ステークホルダーには強い参加意識が芽生え、信頼も構築されやすくなる。

2 緊急事態下のリスクコミュニケーションで
意識すべきこと

　緊急事態下において有効な情報提供のポイントは、具体的で一貫性があり、「何が確実で何か不確実か」が明確に示されている正確な情報が、頻繁に繰り返され、なおかつ十分な詳細情報が提供されていることである[7]。スポークスパーソン、電話相談のスタッフ、協力機関の職員など、さまざまな関係者がリスクコミュニケーションに当たるが、その際、関係者がバラバラの情報を伝えてしまわないように、キーメッセージは必ず関係者全員と共有し、誰もが同じメッセージを伝えられるようにして

おきたい。それにより、さまざまな情報源から一貫したメッセージが速やかに伝えることができ、そうすると、情報への信頼感が高まり、推奨される行動が実行される可能性が高くなる[5]。

　そして、キーメッセージは頻繁に繰り返されることで、理解しやすくなり、記憶にも定着される。ここまで繰り返し述べてきた通り、緊急事態下では人々の情報処理能力は著しく低下するため、口頭の場合にはキーメッセージを少なくとも3回は繰り返し[6]、記者会見や説明会などの場であれば、視覚資料で補強するとよい。

8 モニタリングと評価を行う

　リスクコミュニケーションを実施したら評価をすることが欠かせないが、ここでの「評価」には2つの意味がある。それは、緊急事態でとられたリスクコミュニケーションを継続的なモニタリングによって評価し、その評価結果を対応の改善にいかすという意味と、事態が収まった後に、これまで繰り返されてきたリスクコミュニケーションを振り返り、最終評価を行うという意味である。

1 対応の改善にいかすための継続的なモニタリング

　緊急事態でとられたリスクコミュニケーションは、その都度モニタリングによって評価し、その評価結果を対応の改善にいかすことが肝要である。評価に当たっては、まずはリスクコミュニケーションの目的と目標を振り返り、それらの達成具合を確認するための方法を検討する。その評価方法には、アンケート調査、マスメディア・ソーシャルメディアやウェブサイトのモニタリング、フォーカスグループインタビュー、個別のインタビュー、ケーススタディなどがあるが、この中から自分たちに合った最適な方法を選択しよう。

　一般の人々へのリスクコミュニケーションのモニタリングで、具体的な評価ポイントとしては次のようなものがある。

・警告やリスク情報は、伝えるべき人々全員に届いたか
・人々の必要としている情報を提供できているか
・リスクについて一貫した情報が提供されているか
・人々はリスクについて意思決定できるだけの十分な理解をしたか
・人々の行動はリスクを回避・軽減するものへと変化したか

・生じた変化はリスクコミュニケーションによるものか
・リスクコミュニケーションの目標は達成されたか（目標の達成／未達成の理由の考察）

2　参加型形式の活動の評価

　リスク下にある人々が参加する情報共有の場や意見交換会といった参加型形式のリスクコミュニケーションを行うのであれば、次の項目も評価に加えるとよい[4]。

・情報の入手可能性：その取り組みによって、人々が関連情報を入手する、意思決定者に意見を述べる、行政職員に説明責任を果たさせる機会は増えたか
・公平性：意思決定プロセスでは全ての意見が平等に考慮されたか
・応答性：そのリスクコミュニケーション活動は、決定に対する世論への認識を促したか

　また、公平性を測るのであれば「そもそも参加すべきステークホルダーが参加していたか」、その会の目的が合意形式であれば「そこで決定されたことは実行可能か」「人々はその決定に合意したか」についても評価する。リスクコミュニケーション活動の目的や目標を意識して、評価項目を検討することが重要である。

3　教訓にするための最終評価

　事態が収まった後の最終評価は、計画通りにうまくいった点や、いかなかった点を振り返り、教訓を得て次回の有事に備えるために行う。内容としては次のものが挙げられるだろう。

- 緊急事態発生後のリスクコミュニケーション活動体制とその内容
- 戦略的コミュニケーション計画が機能した点と機能しなかった点の分析と改善に向けての考察
- リスクコミュニケーションの目標のうち、達成された目標と達成されなかった目標の整理と、各目標の達成／未達成の理由の考察
- 今回のリスクコミュニケーション活動から得られた教訓

　最終評価の結果は報告書にまとめ組織の管理者に提出し、さらに組織内の職員や協力機関ともその評価結果を共有しておく。そして評価結果を基に、戦略的コミュニケーション計画を見直し、改定しておくことが必須である。また記憶が新しいうちに、将来、同様の緊急事態が発生したときに備えて職員研修を実施しておきたい。

　モニタリングや評価は、この先に待つよりよいコミュニケーションにいかすためのものであり、未来の礎なのだ。

＊

　緊急事態下でリスクにさらされた人々のニーズに合った情報を伝える。言うは易く行うは難し、である。この作業を危機管理の片手間にやってしまうと、尽力しているのに分かり合えずに不満が高まることが起きてしまう。それを回避すべく、事前に1〜6までを準備してニーズに合った情報を伝えるための戦略を練り上げ、戦略的コミュニケーション計画の中に組み入れておきたい。

文献

1　蝦名玲子：クライシス・緊急事態リスクコミュニケーション（CERC）：危機下において人々の命と健康を守るための原則と戦略．大修館書店，東京，2020
2　防災情報ナビ：災害弱者．
　 https://www.ibousai.jp/words/bswd105.html（2022/9/5アクセス）
3　Covello VT, et al.：Risk communication, the West Nile virus epidemic, and bioterrorism：responding to the communication challenges posed by the intentional or unintentional

release of a pathogen in an urban setting. J Urban Health 78：382-391, 2001
4　Lundgren RE, et al.：Risk Communication：A Handbook for Communicating Environmen-
tal, Safety, and Health Risks, 6th ed. Wiley, Hoboken, NJ, 2018
5　WHO：Communicating risk in public health emergencies：a WHO guideline for emergen-
cy risk communication（ERC）policy and practice. 2017　https://apps.who.int/iris/
handle/10665/259807（2022/9/5 アクセス）
6　Covello VT, et al.：Risk Communication - Principles, Tools, & Techniques. U.S.NRC,
Washington, D.C., 2010
https://www.nrc.gov/docs/ML1015/ML101590283.pdf（2022/9/5 アクセス）
7　Bennet P, et al.：Risk communication and public health. Oxford University Press, New
York, 1999

8章

コミュニティ・エンゲージメントを実践する

緊急事態下で無視できないのが、リスクの影響を受ける人々にリスクマネジメントへの関与や参加をしてもらう「コミュニティ・エンゲージメント」である。緊急事態が起こる前の準備段階から、事態が解決や回復をする段階までのあらゆる段階において、このコミュニティ・エンゲージメントをないがしろにすることはできず、またこれは信頼の構築にも不可欠である。

人々に関与してもらう目的は大きく分けて、情報収集、合意形成と意思決定、そして信頼の構築がある。本章では、各目的に沿ってなぜ関与してもらわなくてはならないのか、具体的にコミュニティ・エンゲージメントをどのように進めたらよいのかについてまとめていく。

1 緊急事態に欠かせない コミュニティ・エンゲージメント

　緊急事態下においてリスクの影響を受ける人々に、リスクマネジメントの意思決定への関与や参加をしてもらうことをコミュニティ・エンゲージメントと呼ぶ。

　コミュニティは、被災地など地域住民を指すのはもちろんだが、共通の立場や状況、関心でつながっている人々も含まれる。米国 CDC は、公衆衛生担当の職員が協働するコミュニティとして感染症のアウトブレイクが起きた場合では病院や学校を、テロの場合では警察なども例に挙げている[1]。

　リスクの影響を受ける人々を巻き込み対話に関与してもらうことが信頼関係の構築には不可欠であり、緊急事態が起こる前の準備段階から、事態が解決や回復をする段階までのあらゆる段階においてコミュニティ・エンゲージメントは欠かせない[2]。リスクコミュニケーションがさまざまな価値観を尊重し、人々を完全なパートナーとして扱う、双方向の相互作用的なプロセスである[3] ことを考えると、コミュニティ・エンゲージメントが不可欠なのは当然ではあるが、何のためにリスクの影響を受ける人々に関与してもらわなければならないか、その目的は主に3 つが挙げられる。

1 リスクの影響を受ける人々に関与してもらう 3 つの目的

❶情報収集

　1 つ目の目的は、情報収集のためである。ここまで情報の受け手となる人々のニーズを把握した上でリスクコミュニケーションをとることの

重要性を繰り返し述べてきたが、人々の関与なしにそうしたニーズについての情報を収集することはできない。また緊急事態が起き情報を伝えたら、その情報が人々のもとに届いたか、正しく理解されたか、人々の反応を確認した上で次の一手を検討しなくてはならないわけだが、それにも人々の関与が必要となる。

❷合意形成と意思決定

2つ目が、リスクに対する合意を形成するためである。問題解決に責任を持つ行政や専門家、協力機関だけでなく、リスクの影響を受ける人々にも、「そのリスクをどう扱うか」を決めるために、合意を形成していくことが必要であり、そのためには互いに関与してもらわなくてはならない。緊急事態に備える段階から、実際その事態が発生し回復を迎えるまでの期間全てにわたる関与である。リスクの影響を受ける関係者たちが意思決定のプロセスに参加することで、透明性をもたらし、納得感のある決定が下せる。リスクマネジメントの方法についてあらかじめ承認されていると理解や協力も得られやすく、正しい情報も広めてもらえやすい。

❸信頼の構築

3つ目の目的が信頼の構築である。緊急事態下では、リスクアセスメントや危機管理対策の妥当性が疑われることが多い。その対策としてはリスクマネジメントのプロセスをオープンにして透明性を持たせ、実際にそのプロセスに参加してもらうことが、信頼を構築しエンパワメントへとつなげるための有効な方法である。人々が主体的に動ける状況を生み出すことで、コントロール感が高まりエンパワメントを促す。リスク管理者や専門家と人々との間にある垣根をとりはらい、仲間として巻き込む姿勢こそが、失った信頼の再構築へとつながるのである。

また信頼は、リスク管理者や専門家とコミュニティとの間だけでなく、コミュニティ内の人々の間でも醸成することが、被災によって傷ついた心の回復を促すという視点からは重要となる。

2　コミュニティ・エンゲージメントの難しさ

コミュニティ・エンゲージメントは実際に行うとなると難しさもある。

まず緊急事態への備えを行うべき平時に人々が関与するための仕組みが構築されていなければ、それを有事の中で実現するのは難しい。また人々を関与させることで、リスクマネジメントの統制権を失うことを恐れるリスク管理者もいるため、それについても事前に話し合い、合意を得ておかなくてはならない。対面方式では、関係する人々全員に関わってもらうのは物理的に難しいため、代表者に参加してもらうことになるが、そこに参加する構成員に偏りがあると限定的な効果しか得られないという懸念もある。

2　関与してもらう目的＝情報収集

　緊急事態によってリスクの影響を受ける人々から情報収集するために、最もよく使われるのが「フォーカスグループインタビュー」である。このインタビュー方法が用いられるのは、戦略的コミュニケーション計画策定の準備段階で人々のニーズをアセスメントする場面、リスクメッセージの内容や方法を検討する場面、緊急事態対応・回復時にそのリスクコミュニケーションの実践に対する人々の反応をモニタリングする場面、実践の効果を評価する場面などであり、さまざまなシーンで有効である。

1　フォーカスグループインタビューとは？

　フォーカスグループインタビューとは、ある特定のテーマに関して、少人数のグループを対象に行うインタビューである[4]。情報の受け手となる人々の代表者と顔を合わせて情報収集するもので、6〜8人程度が1〜2時間のインタビューに参加することが多い。本音が得られやすく、小集団ゆえの相互作用も期待できる。言葉の裏側にある思いや感情、無意識に抱いている信念や態度など、言葉に表れる以上の深い情報まで豊富に収集できるのが、このフォーカスグループインタビューの利点である。フォーカスグループインタビューは、インタビューという言葉の通り、情報収集が目的の活動である。感染症、自然災害、原発事故やテロなどテーマを設定し、リスク認知をはじめ、多様な情報を集めるのである。

　この活動には情報収集を超えた「ご褒美」もついてくる。それは、組織がステークホルダーの意見を求める活動であるため、意見を言ったという経験により参加者がより強い参加意識を持ってくれることである。

言うまでもなく、参加意識の強い人は緊急事態下で頼りになる協力者となってくれる。

2　フォーカスグループインタビューの進め方

　まず、目的と意見の活用のされ方、ルールについて説明し、参加者の自己紹介を通して基本属性を把握する。

❶挨拶と趣旨（開催の目的）の伝達
　「新型コロナウイルス感染症のテーマの会合にご参加くださり、ありがとうございます（感染症の流行下であればオンラインで行ってもよいだろう）。本日は、皆さまが新型コロナウイルス感染症についてどのように考え、何を知りたいと思い、どこから情報を得ているかなどについて伺いたいと思います」

❷意見の使われ方の説明
　「ここでお聞きした皆さまのご意見やご発言は、今後、より分かりやすく役立つ情報を提供するために活用させていただきます」

❸ルールの説明
　「ここでは皆さまのご意見などを自由に発言してください。ご自身と違う意見を発言される方もいると思いますが、どんな意見も否定しない、これがこの場でのルールです」
　ルールを伝えた上で、各参加者に自己紹介をしてもらい、彼らのバックグラウンドを理解するとともに、場を温める。

❹開かれた質問
　自己紹介が終わったら、聞きたい内容を開かれた質問（open questions）のかたちで投げかけ、自由に発言してもらう。開かれた質問と

は、「はい、いいえ」の二択ではない、相手がいろいろな答え方ができる質問である。

・「新型コロナウイルス感染症についてご存じのことを自由に教えてください」
・「コロナ情報は今どこから得られていますか」
・「コロナに感染しないためには何をしたらいいでしょうか」
・「コロナ禍で心配なことがあったら教えてください」

　質問を設定する前に、同じ質問を自分や同僚に投げかけてみて答えにくくないかを試してみるとよい。また、質問の順序の工夫は、活発な発言の場づくりにつながる。「新型コロナウイルス感染症についてご存じのことを自由に教えてください」とニュートラルで答えやすい質問から始め、「コロナ禍で心配なことがあったら教えてください」というような懸念を引き出す質問は、打ち解けてからにすることで回答が得られやすくなる。一般的な話から個別の話、ニュートラルな話から（相手に考えさせる）ネガティブな反応が起こり得る話。このように順序を意識するのがコツである。

3　余裕が無いときのフォーカスグループインタビュー

　緊急事態発生後はフォーカスグループインタビューをする時間や人材などの余力が無いこともある。その場合は、もし情報の受け手となる対象者と同じ属性の人々と接する機会があれば、そこを情報収集の場と捉え、簡略なインタビューをすることで代えても構わない。

3 関与してもらう目的＝合意形成と意思決定

　緊急事態に備える段階から、実際その事態が発生し回復を迎えるまでの期間において、リスクの扱いについてリスクの影響を受ける人々と合意（consensus）を形成することを目的に、人々に関与してもらうリスクコミュニケーションの形態を「コンセンサス・コミュニケーション」と呼ぶ。

1 コンセンサス・コミュニケーションとは？

　コンセンサス・コミュニケーションには、さまざまな立場の知識レベルや意見の異なるステークホルダーが集まる。問題解決に責任を持つ行政や専門家、協力機関、緊急事態の影響を受ける市民などが含まれる。事前準備段階では、そうしたステークホルダーに危機管理計画策定の一員として入ってもらうことで、各組織や地域の現実に即した計画を立てることができる。外部の組織と役割や責任を決め、リスクの影響を受ける人々のニーズに合った情報システムも備えられる。またそこでキャパシティビルディングの必要性が認められたら、事前に研修も行えるし、合意の上での開催なので参加率も高いものとなるだろう。
　事前準備段階のコンセンサス・コミュニケーションはそこまで難しいものではないが、緊急事態発生後は様相が変わる。怒りなどのアウトレイジが高まっているためその困難さは極まったものになる。アウトレイジが高まっているときのコンセンサス・コミュニケーションで心がけたいことをまとめておこう。

2　説得のために行うわけではない

　コンセンサス・コミュニケーションでは、リスク説明をする側が一方的に結論をまとめる姿勢をとらないように気を付けたい。リスクコミュニケーションは、「どちらがより正しいのか」をめぐって論破したり、こちらが設定した結論に向けて説得したりするために行われるものではない。お互いが持っている情報、価値観や意見を共有しながらともに考え、信頼関係を構築する「プロセス」を経て初めて、互いに納得できるリスクマネジメントの合意が可能となる。

　こうした話し合いでは科学的情報も伝えるが、それだけに躍起になっていてはならない。専門性は誰かを信頼するか否かを判断する一要因にすぎない。それよりも人々は、リスク管理者や専門家に思いやりがあるか、ウソをついておらずオープンであるか、責務を果たそうとしているかに重きを置いている。このため、しっかりと人々の話に耳を傾け、人々の立場を尊重し公平に扱い、透明性を持たせて客観的に情報を伝えることが不可欠である。

3　心の葛藤を理解する

　市民との対話では「相手がどんな心の葛藤を抱いているのか」を理解するように努めなければならない。2011年の福島第一原子力発電所事故後の行政や専門家の説明を聞いて次のように感じる人もいたようだ。「事故から1か月以上もの間、住み続けていいと言われていたのに、いまさら避難指示が出された。信用できない」「自分たちに非があってこんなことになったわけではないのに、なぜ協力しないといけないのか」。このような葛藤が高じている間は、しばらく沈黙が流れるものだ。沈黙を恐れず、決してせかさずに人々からの言葉を待とう。

4 対立しない

　人は誰しも自分の意見に反対されると、自分が攻撃されたように感じて防御する。相手を論破することは短期的にはその考えの誤りを正すことはできても、長期的には信頼を損ねることにつながってしまう。反対意見を言われたとしても、人々の心の奥底にある感情や気持ちや懸念にまず耳を傾け、なぜその反対の立場をとるに至ったのか理解することが重要である。反対意見の背後にある利害や関心を理解することなく、分かり合うことなどできないからだ。

　またリスク情報を伝えるときには、尊重する気持ちを持って、まず相手の懸念に答える。その上で、こちらが伝えるべき情報を提供するとよいだろう。

5 発言とノンバーバルとを一致させる

　人は、ストレスを感じて動揺しているとき、リスク管理者や専門家が自分を気にかけているか否かを知りたがるものである[3]。このとき重要なのが、「発言」として発する言葉とそれ以外の「ノンバーバルなもの」とを一致させることだ。「不安なお気持ちは分かります」と口では言いながら、長引く時間が気になって時計ばかり見てしまう人は、発言と行動が異なっており、当然良い印象を与えない（信頼してもらえない）。あなたの表情、態度、姿勢、しぐさといった言葉以外の全てがあなたの発信するメッセージとなる。言葉と行動がかみ合わないようであってはならない。

4　関与してもらう目的＝信頼の構築

　緊急事態下では、リスクアセスメントや危機管理対策の実施が適切になされているのかとリスクマネジメントが疑問視され、不信感を持たれることはしばしば起こる。信頼を構築し、エンパワメントへとつなげるための対策として、リスクマネジメントのプロセスをオープンにして透明性を持たせたり、実際にそのプロセスに参加してもらう方法がある。その実例として、福島県立福島高等学校の生徒たちの経験を紹介したい。

1　福島高校の生徒たちのエンパワメントのプロセス

　福島高校は、2011 年 3 月に起きた東日本大震災と福島第一原子力発電所事故による被害を受けた学校である。体育館などが破損し校舎の一部が使用禁止となったが、避難所としても使用された。また放射能汚染のため、同年 8 月、校庭の表土除去工事が行われた。

　そうした中、原発事故がもたらした放射線の問題についてさまざまな情報が流れていた。福島高校の生徒たちは（多くの国民と同様に）、政府、東京電力、メディアなどから日々伝えられる膨大な情報のどれを信じてよいか分からず、不信感を覚えると同時に、自分たちでリスク情報に基づく判断をすることができないもどかしさを感じていた。

❶リスクについて学ぶ参加型の「ワークショップ」

　この生徒たちの思いに応え、福島高校ではスーパーサイエンス部放射線班という部活動が立ち上がり、そこへ専門家や東京電力の幹部らを招き放射線や廃炉についての学習・研究が開始された[5]。

　専門家やリスク管理者などのプレゼンテーションから始まり、その上

で意見交換や検討をする参加型の勉強会を「ワークショップ」と呼ぶ。リスクコミュニケーションの１つの方法であり、共通の知識の土台に基づいて話せることにメリットがある。

❷リスクアセスメントをして得られた「安心」

　時をほぼ同じくして、どれだけの線量を受けたのかを１時間ごとに記録する機能が備わった「Ｄシャトル」という個人線量計が開発された。それまでもガラスバッジという線量計が自治体から県内の生徒全員に配られ、その時々の測定はされていたが、記録機能がなかったため、１人ひとりの日常生活の中でどれだけ放射線を浴びているのか、他の地域との数値の比較ができず、全体像が把握できないという問題があった。

　この記録機能を備えたＤシャトルが開発されたことで、2014年、放射線班では福島県内の６つの高校を含む国内の12校と欧州の14校の生徒と教員（対象者）における個人線量の比較研究（「Ｄシャトルプロジェクト」）を行った。すると、県外や海外の対象者の線量に比べて県内の対象者の線量に差が無いという結果が得られた。自ら実施した研究により科学的に安全であることが明らかになったことで、生徒たちは政府や専門家から発される「安全」の言葉では得られなかった「安心」を得ることができたのである。

　2016年、放射線班の生徒たちは、福島第一原子力発電所を線量計持参で見学した。通常18歳未満の視察を対象外としていたが放射線量も下がったとして、保護者の同意を得た上で例外的に受け入れられたのである。リスク管理をしている組織を訪れ、自分たちの目で管理状況を確認できたことで、組織から公表される情報への信頼や納得感がより高まったようだ。

　「メディアなどから流れる情報が信じられず不安や恐れがある。それを払拭するには、一次情報に触れ正しい知識を持つ以外に方法は無い」という生徒たちの考えを尊重した福島高校をはじめ協力者たちの存在は大きい。結果、生徒たちは自らの足で前進できたのだ。

❸若き「専門家」としてのリスクコミュニケーション活動

　さて、放射線班の生徒たちが福島第一原子力発電所を線量計持参で見学するとき、もちろん保護者は心配をするものだが、そこでは親子の間で次のようなコミュニケーションがとられていた[6]。

「福島第一に見学に行くといったときに、親がすごく心配しました。話しているうちに放射線についての知識が共有されていないのだと分かりました。そして予想される被曝線量はレントゲン撮影よりも低いのだと説明して、理解を得ることができ、見学に行くことができました。」

　また見学の同意を得るという目的以外にも、自宅の庭になっているブルーベリーの実を食べてよいかといった家族からの質問にも答え、自分の知識が家族に役立ったのがうれしかったという報告もあった。まさに身近な「専門家」として、家族とリスクコミュニケーションをとっていたのだ。

　先に述べた「D シャトルプロジェクト」は、その後、国際研究事業として論文が海外の査読誌に掲載された。また放射線班の生徒たちは講演にも招聘されたりし、若き専門家としてリスクコミュニケーション活動の範囲を居住地域だけでなく、世界にも広げている。

　専門家から基本的な知識を得て、その知識を活用してリスクアセスメントに主体的に関与し、その経験から学びを深め、それを身近な人から国際社会にまで幅広く伝え、活動範囲を広げていった放射線班の生徒たちは、エンパワメントの 3 つの段階を経ているのが分かるだろう。2017 年に筆者は講演のために福島高校を訪れたのだが、そのときある生徒が、「原発事故を経験した自分たちだからこそ疑問に思うこと、できることを逃さない」と発表していた。この生徒の言葉はエンパワメントのプロセスを経たからこそ出てきたものだと感じられた。

2　ソーシャル・キャピタルの醸成と心の回復

　こうした活動を通して、コミュニティ内で人とのつながりが育まれ、互いへの信頼感が醸成されることで、被災者の心の回復を促す効果も期待できる。

　社会関係における人々の信頼や規範、ネットワークの状態を捉えた概念で、「ソーシャル・キャピタル」と呼ばれるものがある。近隣住人や友人知人とのつきあいの頻度や数、人への信頼度、地域活動への参加状況といった視点から、資源となり得る社会関係の度合い、つまりソーシャル・キャピタルのレベルが判断される[7]のだが、このソーシャル・キャピタルが健康に与える良い影響を示した研究が近年増えている。わが国でも「健康日本21（第二次）」というヘルスプロモーション施策で取り上げられるほどソーシャル・キャピタルは重視されるものであるが、緊急事態発生後の回復段階においてはこれがさらに肝要になる。

　緊急事態により、大切な家族や住み慣れた家を失い、生きる意欲までも失ってしまう人々も多くいるが、そうした被災者のメンタルヘルスの保持や回復には、近隣住民への信頼感や助け合いの意識、あいさつをする人数や地域活動への参加回数といったソーシャル・キャピタルの醸成が鍵を握ることを示した研究がある[8]。地域活動で互いに交流し助け合う経験を通して、人とのつながりが育まれ、信頼感を高め、そのコミュニティ内に心の居場所を感じられるようになる――。被災者に関与してもらう活動には、そうした人間が健康に生きていく上で重要となる社会関係上の資源を増やし、心の回復を促す可能性も秘めている。

　また、阪神・淡路大震災を含む国内外の自然災害により、同レベルの被害、同レベルの経済的サポートを受けた自治体でも復興スピードが異なり、その理由として、このソーシャル・キャピタルが関連することも報告されている[9]。被災者個人だけでなく、ソーシャル・キャピタルは被災地域全体の回復力（レジリエンス）にも大きな役割を果たすのだ。そして、そんなソーシャル・キャピタルを向上する方法の一つが、被災

者に地域活動に関わってもらうこと（リスクマネジメントへの参加活動を含む）なのである。

3 リスクマネジメントへの参加に際してコミュニケーションで意識すべきこと

❶ワークショップでは話しやすい雰囲気づくりを心がける

リスクマネジメントに参加してもらうためには、まずはリスクについて理解してもらわなければならない。そのために、こうした活動のときには、まずワークショップを開催することが多い。専門家やリスク管理者などのプレゼンテーションから始めて、共通の知識の土台を構築し、その上でリスクとどうつきあえばよいのかと意見交換や検討を行う。このときプレゼンテーションに時間を割き過ぎずに、意見交換や検討に重点を置いた時間の使い方をすることが肝要である。

大切なのは、話しやすい雰囲気づくりである。専門家は備えている知識量が多いため、意見交換のときでも、ついつい一方的に意見を言い過ぎてしまう傾向がある。人々に意見を述べてもらえるように発言は控えめに、そしてちょっと内気な参加者にも本音を言ってもらえるようにフランクさを意識することで、対話量がちょうどよいバランスになる。

❷エンパワメントに向かわせるために可能性に目を向ける

福島高校の生徒たちのようにエンパワメントに向かわせたいものの、実際にどう話を切り出したらよいのかと悩むこともあると思う。そうしたときには、私たち専門家側の認知や表現が話の方向性を左右することを覚えておきたい。目の前の相手を「無力な被害者」と捉えるのではなく、「緊急事態が起こる前の生活でもこれまでつらいことはあっただろうけれど、それでもここまで生き抜いてきた1人の人」として尊重し、可能性に目を向けることで自己効力感やコントロール感を取り戻させやすくなる。

例えば、新型コロナウイルス感染症パンデミック下で、あなたが生徒たちのことを「学習機会が失われたかわいそうな子どもたち」と捉え、被害者に向けた話を始めると「自分たちがなすすべは何も無いんだ」とコントロール感がどんどん下がっていってしまう。しかし「今後、歴史の教科書に必ず載るであろう今回のパンデミックを、感性の強い時期に経験している子どもたち」として捉えて対話を開くことができれば、「今だからこそできること」の可能性への気付きへと展開できるかもしれない。

　先の福島高校をはじめ、筆者は学校や大学に外部講師として呼ばれることがあるが、常に関心の度合いが高まる内容は、「どうして私が公衆衛生分野で働くことになったのか」「何にやりがいを持って働いているのか」という話であるように感じている。思春期のときに旧ユーゴ紛争による過酷な経験をしたにもかかわらず心を病むこともなく、人生を諦めることもなくジャーナリストになる夢をかなえたクロアチアの女性ジャーナリストとの出会いがきっかけで、筆者は人間が持つ生き抜く力について興味を持ち、そうした力を育むコミュニケーションについての研究や、その研究に基づく支援活動や教育活動を始めたのだが、その話をすると、生徒たちに食い入るように聞いてもらえることが多い。公衆衛生の緊急事態下で、それに関わる医療者が自らについて語ることの意義はとてつもなく大きいと思う。新型コロナウイルス感染症パンデミック下の米国では、公衆衛生専門職の活動や、最前線で患者の治療に尽力する医療従事者に刺激され、医学部の志願者数が前年比 18% 増に急増したという[10]。こんな時期だからこそ、子どもや若者に新たな希望を与えられるかもしれないのだ。

　生きているとどんなときも困難はつきものである。だからこそ人々がエンパワメントに向かえるような対話を心がけたい。もし対話を通して、悲惨な状況から成長に至る何らかの可能性を見つけその困難を乗り越えられたら、その経験は確実にその後の人生を歩む糧となるだろう。それを支えることこそが医療者として私たちに求められている役割なのではないだろうか。

1 CDC：CERC：Community Engagement．2018
https://emergency.cdc.gov/cerc/ppt/CERC_communityengagement.pdf（2022/9/5 アクセス）

2 蝦名玲子：クライシス・緊急事態リスクコミュニケーション（CERC）：危機下において人々の命と健康を守るための原則と戦略．大修館書店，東京，2020

3 Covello VT, et al.：Risk communication, the West Nile virus epidemic, and bioterrorism：responding to the communication challenges posed by the intentional or unintentional release of a pathogen in an urban setting. J Urban Health 78：382-391, 2001

4 Patton MQ：Qualitative Evaluation and Research Methods, 2nd ed. Sage, Newbury Park, CA, 1990

5 田中さをり：福島の高校生，国内外の高校生と放射線外部被ばく量の比較実験を行う．哲楽，2016 年 2 月 10 日
https://philosophy-zoo.com/archives/5240（2022/9/5 アクセス）

6 中田よしみ：福島高等学校スーパーサイエンス部放射線班として東日本大震災後の取り組みで学んだこと．技術士 29：12-15, 2017
https://www.engineer.or.jp/c_dpt/nucrad/topics/003/attached/attach_3283_12.pdf（2022/9/5 アクセス）

7 国民生活白書．平成 19 年版．
https://dl.ndl.go.jp/info:ndljp/pid/2942975（2022/9/12 アクセス）

8 岩垣穂大，他：福島原子力発電所事故により県外避難する高齢者の個人レベルのソーシャル・キャピタルとメンタルヘルスとの関連．心身医学：57（2），173-184. 2017

9 アルドリッチ DP（著），石田祐，他（訳）：災害復興におけるソーシャル・キャピタルの役割とは何か．ミネルヴァ書房，2015

10 Forbes JAPAN：コロナ禍の米国で医学部の志願者急増 「ファウチ効果」とは．2020 年 12 月 10 日
https://forbesjapan.com/articles/detail/38669（2022/9/5 アクセス）

Part 4

リスクを説明する方法と
合理的な判断への導き

9 章

高度で専門的な情報を説明する

リスクコミュニケーションにおいて、リスクの科学的な情報を説明することは欠かせない要素である。情報に基づいた意思決定の実現には、高度で専門的な情報を万人が理解できるように分かりやすく説明する必要がある。また、そのときの伝え方として、リスク情報は、偏りなく、アウトレイジを引き起こさないように伝えることも大切である。本章では高度で専門的な情報の「説明の仕方」について探っていきたい。

1 リスクが「程度の問題」であることを理解してもらう

1 換算可能な数値や例を出してイメージさせる

リスクについての説明が難しい理由は、「絶対危険」とも「絶対安全」とも言い切れないからではないだろうか？　どんな状況であってもゼロリスクはほとんどあり得ず、「絶対危険」から「絶対安全」のどこかに位置する「程度の問題」として理解してもらうのが難しいのだ。

例えば、健康に良いとされる栄養素を多々含んでいる魚であっても、その種類と食べる量によって水銀の摂取によるリスクが高まることだってある。特に、妊娠期間中には注意が必要で、厚生労働省も注意喚起をしている[1]。さてこうしたとき、妊婦は疑問に思うわけだ。「だったら、何を、どれくらいなら食べてもいいの？」と。

こうした質問をされると思わず、「少しならいいですよ」と言ってしまいそうになるが、リスク説明という観点からするとこの返答は NG である。量的な情報として具体的に伝えなければならない。「かなり」「軽微」「少し」など主観によって解釈が変わる表現は避け、客観的な数値を用いるようにするのである。

「焼物や煮付けなどで金目鯛を食べる場合、1 週間に 80 g までなら大丈夫です[1]。スーパーで売られている切身 1 切が大体 80 g です。」

このように具体的に伝えることで初めて説明をしたと言える。80 g と数値で伝えても実感として分かりにくいため「切身 1 切」という身近にある換算可能な例を挙げることで、よりイメージできるものになる。

原発事故後に食べ物から体に入る放射性物質のリスクについての説明

　先の魚食についての話は、平時の妊婦へのリスク説明というアウトレイジが起きにくいものだが、原発事故による放射性物質のリスクについての説明も基本は同じだ。ここでも、具体的な数値やイメージできるもので伝えることが重要である。

❶食べ物から体に入る放射性物質がどれくらい増えたのか

　福島第一原子力発電所事故後、食べ物から体に入る放射性物質がどれくらい増えたのか、不安を覚える国民は多かった。内閣府食品安全委員会は、そうした国民の懸念に応え、以下の内容を説明したポスターを作成した。

・大昔から食べてきた食べ物の中に含まれる自然放射性物質の年間摂取量は、0.4 ミリシーベルト
・事故後に増えた食べ物の中の放射性物質の年間摂取量は、最も多いところでも、0.02 ミリシーベルト
・原発事故後に増加した分の放射性物質を一生涯（残りの人生を 80 年間と換算）摂取し続けた最大総量は 1.6 ミリシーベルト
・健康に影響が出る放射性物質の摂取総量は、一生涯で 100 ミリシーベルト以上

　このように情報量を絞り、絶対数で数値を具体的に示すと、科学的な知識がなくとも事故後の放射性物質の増加量が健康への悪影響が出るレベルとは桁違いに低いことを理解することができる。

❷例を用いてリスクの大きさを実感してもらう

　リスク説明のときに、その文脈や対象に合わせた最適の例を用いれ

ば、リスクの大きさを実感的に理解してもらうことができる。

　放射性セシウムのリスクの大きさを伝えるのに、人間の体内でセシウムと同じ働きをする天然の放射性物質カリウム 40 が含まれる身の回りの食品を挙げて、理解を促したという報告がある[3]。

　食品から 100 ベクレルのセシウムが検出されたときのリスクの説明をする場合であれば、次のようになる。

「例えば、私たちが普段飲んでいる牛乳にも、カリウム 40 が、1 リットル当たり 50 ベクレル含まれています[3]。100 ベクレルというのは、牛乳 1 リットルパック 2 本分に相当します。」

このように伝えると、リスクの大きさが体感されやすい。

　ただし、原発事故により選択の余地なく被るセシウムのリスクと、自然界に存在するカリウム 40 のリスクの比較とではアウトレイジのレベルが異なるという点には留意しなくてはならない。場合によっては関係の無い比較として捉えられ、受け入れてもらえないかもしれない。政府や東京電力に不信感を持っている被災地住民に対して、そうした組織に所属する専門家がこの説明をしてもなかなか受け入れ難いのは仕方の無いことである。このため、アウトレイジのレベルが異なる比較を用いた説明を行う際には、危機管理の組織とは関係の無い専門家、あるいは、すでに信頼関係が構築されている専門家から行うのが望ましい。

受け入れやすい「リスク比較」で
理解を促す

1 リスク比較は慎重に行う

　緊急事態により高まったリスクの説明に、「リスク比較」の手法がよく用いられる。リスク比較は、リスクを相対的に理解してもらうための便利な手法ではあるが、関係の無いリスクの比較や誤解を招くような比較をしてしまうと、ごまかしや正当化と捉えられ、信頼を失うことにつながりかねないため注意が必要である。また、安易なリスク比較は情報の受け手の理解を阻害するばかりか、意図的にリスクを過小に示している疑いを招くとして注意を呼びかける指摘もある[4]。

　国内で新型コロナウイルス感染症の報告がされ始め、国民の懸念が高まり始めた 2020 年の初春、「日本国内ではまだこの感染症による死者は出てはいない。インフルエンザの方がよほど生命に影響を与える」という医師らによる解説がマスメディアやソーシャルメディアを介してよく聞かれた。新型コロナウイルス感染症という未知の感染症のリスクの説明に、すでに知られているインフルエンザを引き合いに出し比較をしたわけだが、その後批判が高まっていた。大きく分けて 2 つの批判があったように思う。

・インフルエンザにはワクチンという予防策があるが、新型コロナウイルス感染症にはワクチンはない（当時）。
・未知のウイルスであり、今後どうなっていくか分からない。

2 「非自発的なリスク」と「自発的なリスク」の比較は失敗に終わることが多い

　前者のワクチンの観点からの批判は、いわゆる「非自発的なリスク」と「自発的なリスク」の比較をするのは適切ではないことを示している。私たちは、リスク回避・軽減の選択の余地なく被るリスクに対して、そのリスクを高く判断しやすいものである。季節性インフルエンザには、発症や重症化のリスクを減らせるインフルエンザワクチンがある。そうした状況下で、個人がワクチンを接種しないという選択をし、発症・重症化する可能性がある状態は、いわば自発的に選択して被るリスク（自発的なリスク）といえる。一方で、当時、新型コロナウイルス感染症に対してはワクチンがなく、発症や重症化のリスクを軽減するワクチン接種の選択の余地はなかった、つまり非自発的に被ることになるリスク（非自発的なリスク）であった。こうした非自発的なリスクに対して、人は、自発的なリスクよりもそのリスクを高く判断する傾向がある。このため、先ほどの発言は、「楽観的過ぎる」、あるいは「意図的にリスクを過小に示そうとしている」と捉えられ、批判されることになった。

　これは何も感染症に限った話ではない。福島第一原子力発電所事故後に、とある専門家が、事故で放出された放射性物質による被曝量と、飛行機に乗ったときの被曝量やX線検査をしたときの被曝量とを比較し、被災地の住民からの批判を招いた。選択の余地なく放射線を浴びることになった非自発的なリスクと、出張や旅行という新たな可能性や視野を広げるチャンスともいえる飛行機搭乗、あるいは早期発見や治療に有益なX線撮影という自発的な選択により被るリスクを比較したことが、批判を招いた理由だろう。またX線との比較は、被曝を恐れさせ、X線検査を控えるようになることの不利益が大きいため、むやみに比較をすべきでないという医師らによる指摘も当時多かった。

　加えてこれらの比較は、アウトレイジのレベルも異なる。原発事故の

ようなアウトレイジのレベルが高いリスクと、飛行機やＸ線のような
アウトレイジのレベルが低いリスクを比較すると、この２つをまった
く異なるもの、関係の無いリスクの比較をしていると見なされるため、
こうした比較は通常許容されないという指摘もある[5]。特に、危機管理
者に対して不信感を抱かれている場合には、その傾向は容易に高まる。
このため、もし科学的な説明を行うときにアウトレイジのレベルの異な
る比較がどうしても必要となった場合には、危機管理を担う組織の専門
家からではなく、そうした組織とは関係の無い専門家、あるいは、被災
住民とすでに信頼関係が築けている専門家から伝えるとよい。

3 不確実性が高い緊急事態下での 安易なリスク比較は禁物

　２つめの「未知のウイルスであり、今後どうなっていくか分からな
い」という批判は、不確実性が高い緊急事態下での軽率なリスク比較に
対するものだ。実際、新型コロナウイルス感染症は日本での発生から２
か月後（2020年３月）に、WHO によりパンデミックと宣言される事態
へと至り、致死率も、「罹患者の中での死亡比率を示した致命割合
（Case Fatality Ratio/Risk；CFR）」「確定診断は出ていない人も含む感染し
たと思われる人全員を分母にとった感染致命割合（Infection Fatality Ra-
tio/Risk；IFR）」の双方から見て、新型コロナウイルス感染症の方が季節
性インフルエンザより高いことが報告された[6,7]。
　状況が刻一刻と変わる緊急事態下において、リスクについての予測が
外れることはどうしようもないが、「外れる方向」によって大きく信頼
に影響する。ポジティブな方向への外れと、ネガティブな方向への外れ
を比較すると、後者の場合の方が、信頼度が低く評価されることが分
かっている[8]。つまり、リスクを過大評価し、「ひどい結果になりかねな
い」と言っておきながら、実際にそうしたことが起こらなかった場合、
情報源としての信頼は保たれる。集中豪雨で避難指示が出されたが、結

果的に被害を受けずに済んだときに、「あぁ、よかった」と胸をなでおろして終わり、情報源を見下げることはないだろう。

　しかしネガティブな方向に外れると事態は一変する。リスクを過小評価し、指示を出すタイミングが遅れ、その後大きな被害が出た場合、当然ながら情報源としての信頼は失われる。

　いずれにせよ緊急事態の初期においては、結論付けるようなリスク比較は避けるべきである。

4　受け入れられやすいリスク比較とは

　とはいえ、全てのリスク比較に消極的になる必要は無い。リスクを相対的に理解してもらうために、やはりリスクを比較して示す方がよい場合もある。人々に受け入れられやすいリスク比較というのも実はある。ビンセント・コベロ博士ら[5] は、許容されやすいリスク比較を次ページの図 9-1 のようにランク分けしてまとめている。人々のアウトレイジが高まっているか否かなど、状況によって受け入れられやすさは多少変化するだろうが、リスク比較する際には、これらを参考にすることで実施可否の判断がしやすくなるだろう。

第1ランク：最も許容されるリスク比較
- 同じリスクの異なる時期の比較
- 基準との比較
- 同じリスクの異なる推定値の比較

第2ランク：許容はされるが、望ましさが劣る
　　　　　　リスク比較
- あることをするリスクとしないリスクの比較
- 同じ問題に対する解決策の比較
- 同じリスクの他の場所との比較

第3ランク：さらに望ましさが劣るリスク比較
- 特定の時期や場所における平均的なリスクと、最大リスクとの比較
- 特定の悪影響を及ぼす一つの危険源によるリスクと全ての危険源によるリスクの比較

第4ランク：わずかにしか受け入れられない比較
- コストとの比較、コスト対リスク比の比較
- リスクとベネフィットの比較
- 職業性リスクと環境リスクの比較
- 同じ危険源による他のリスクとの比較
- 同じ病気やけがをもたらす、他の特定の原因との比較

第5ランク：通常許容されない比較
- 関係の無いリスクの比較

図9-1　リスク比較の許容ランキング

〔Covello VT, et al.：PartⅢ. Guidelines for Providing and Explaining Risk Comparisons. In：Risk Communication, Risk Statistics, and Risk Comparisons：A Manual for Plant Managers. Chemical Manufacturers Association, Washington, D.C., 1988 をもとに筆者作成〕

3 なぜリスクとベネフィットの比較は わずかにしか受け入れられないのか？

　リスク比較で最もよく目にするのは、リスクとベネフィットの比較ではないだろうか。ワクチン接種の案内の場面でも、接種による副反応のリスクと、接種することで得られる効果を突き合わせてリスクとベネフィットの比較が行われる。「重い副反応が、100万回に1回の頻度で起こることが報告されているが、このワクチンを接種することによる重症化を抑える効果を考えると、ベネフィットがリスクを上回る」という専門家の言葉を聞くことは多い。しかし前述のコベロ博士らの研究に当てはめると、こうした比較は、許容ランキング第4ランクの「わずかにしか受け入れられない比較」になってしまう。なぜだろうか。

　それは、市民がこの比較を説明されたとき、次のように考えるためだ。「ワクチン接種後の重篤な副反応に苦しんでいる人がいる。仮に、重い副反応が起こる確率が100万分の1だったとしても、自分がその1人になるかもしれない。ベネフィットが上回るとは言いきれないのではないのか？」。またこの比較を聞いて、専門家が出した結論を一方的に押し付けられているように感じる人もいる。正しい内容を伝えられたとしても、相手がそこから「上から目線」や「押し付け」を感じると、心理的な反発が起きやすいのである。

　このため、リスクとベネフィットの比較では、第2ランクで挙げられている「あることをするリスクとしないリスクの比較」をした方が受け入れられやすい。こちらがなぜ受容度が高まるかといえば、それは、市民自身に、情報に基づく意思決定を委ねられるからである。「ワクチンを接種するリスクとしてはこうした副反応がある」「他方で、ワクチンを接種しないリスクとして、発症や重症化、人によっては死亡のリスクや、感染後の後遺症のリスクもある」というようにリスクを比較しながら説明し、各リスクを整理した上で、「どちらにもリスクがあり、悩

ましいですよね」と一緒に考えながら相手に結論を出してもらうように促せるため、受容されやすいのだ。人間には「自分で決めたい」という自律性の欲求があるため、一方的な押し付けより、情報をベースに自分で選択したという経験を重んじるのである。

4 統計を説明する

1 混乱を招いた「95%の発症予防効果」

　リスクについて説明をするときに統計を示して説明することも多い。しかしこれは往々にして人々を混乱させる。

　新型コロナワクチンの発症予防効果や重症化予防効果についても、その意味するところを誤解した人が多かった。ワクチンの導入時に、「95%の発症予防効果」という言葉が伝えられていたが、これを耳にした市民は、「ワクチン接種をした95%の人が発症しなくなる」「10人のうち9人以上の発症を防ぐ」という風に理解していたようであった。

　また医療者であっても、これを正確に解釈できるとは限らない。例えば、厚生労働省のホームページには、ワクチンの有効性の根拠として表9-1が示されている。

表9-1 有効性について（臨床試験の概要）

	解析対象となった人数	うち、発症が確認された例数	総追跡期間（1,000人年）※	ワクチン有効率	（参考）ワクチン有効率の計算方法
ワクチン接種群	18,198	8 …A	2.214 …B	95.0%	{1－(A/B)/(C/D)}×100（%）
プラセボ接種群	18,325	162 …C	2.222 …D		

※総追跡期間（1,000人年）：人年とは解析対象者毎の追跡期間（観察期間）（年）を合計した数値。
（厚生労働省：ファイザー社の新型コロナワクチンについて．https://www.mhlw.go.jp/stf/seisakunitsuite/bunya/vaccine_pfizer.html#001 より）

どうだろう。この表を見て、「95% の発症予防効果」の意味が理解できただろうか？

多くの人は、統計学で用いられる表現を直感的に理解することに難しさを覚える。またこれを理解できる人でも、一般の人々に分かるように説明できる人は少ない。

しかし、分かるように伝える責任が情報提供側にはある。ではどのように説明したらよいのだろうか？

2　自然頻度で示す

そんなときの助けとなるのが「自然頻度」である。自然頻度とは、確率論が発明される前から人間が情報に接してきたやり方を表す数字、と定義付けられており、「生の」観察結果で表される[9]。先ほどの表 9-1 を自然頻度で説明すると、次のようになる。

「ワクチン接種をした約 18,000 人の中で、新型コロナウイルス感染症を発症した人は 8 人だった。一方、ワクチンの代わりに偽薬を接種した約 18,000 人の中で発症した人は 162 人であった。ワクチン接種により、本来なら 162 人が発症すべきところが 8 人に減った。つまり、162 人のうち 154 人の発症を防げたわけだから、95% 予防できることになる。」

冗長的ではあるが「95%」というワクチン有効率の数値やその計算方法だけが示されたものに比べて、理解しやすかったのではなかろうか。自然頻度で伝えると、「95% の発症予防効果」も分かりやすいものとなる。

子どもから高齢者まで統計を知らない人でも直感で理解できるように自然頻度で考え方とともに伝える。加えて、統計学に通じた人への情報として各群の分母（解析対象となった人数）や追跡期間の違いをどう考慮

したのかを表 9-1 で示しておく。こうした知識レベルに応じた説明をすることで、理解と納得につながる情報の提供が実現できるのだ。

3 相対リスク減少率と絶対リスク減少率

この「95% の発症予防効果」は、ワクチンを接種することでどの程度リスクが減少するかを偽薬接種（プラセボ）群と比べるという観点から計ったもので、これを「相対リスク減少率」と呼ぶ。相対リスク減少率は、文字通りリスクを相対的に判断するため、全体の中でのリスクのレベルを説明するものではない。このため、相対リスク減少率のみを伝えると、人々は結果を過大評価して誤解に至り、それは為政者においても同様であることが報告されている[10]。リスクの減少の程度を示すときには、相対リスク減少率だけでなく、絶対リスク減少率も伝えるべきとする指摘もある[9, 11]。

ここでの「絶対リスク減少率」は、ワクチンを接種した人としなかった人の発症率の差のことである。自然頻度でこの差の出し方を伝える場合、次のようになる。

「ワクチン接種により約 18,000 人当たりの発症者は、162 人から 8 人に減った。したがって、約 18,000 人当たり 154 人の発症を防げたわけだから、約 1% 予防できることになる。」

相対リスク減少率も絶対リスク減少率も同じ研究の結果について説明したものであるが、相対リスク減少率の方が絶対リスク減少率よりもインパクトがあるように見える。何といっても相対リスク減少率は「95%」なのに対して、絶対リスク減少率は「1%」なのだから！　これではなかなかワクチン接種の意欲につながらないと考えられるためか、論文や保健機関による情報発信ではメリットを強調するために相対リスク減少率が用いられやすい。

しかし、実はこの 1% の差が公衆衛生の世界では重要となる。日本国民 1 億 2 千 550 万人で考えると、その 1% は 125 万 5 千人である。ワクチン接種により、125 万 5 千人の発症を防げるのだから、微差とは言えない。絶対リスク減少率は感染拡大の抑制など社会全体への効果を理解する上で重要な情報なので、その意味を解説しながら伝えていきたいものだ。

　リスクコミュニケーションでは、統計に詳しいわけではない一般の市民や為政者が、事実を正確に理解した上で意思決定を下せるように統計情報を伝えている。この目的を忘れずに、専門家は分かりやすく、そして情報を偏りなく伝えることを心がけたい。

4　視覚にアピールする工夫

　難しい統計の話も自然頻度で伝えると分かりやすくなることがお分かりいただけたと思うが、口頭だけでなく、やはり視覚にアピールすることで、内容をひと目で理解できるようになる。

❶ ファクト／アイコンボックス

　医学的、統計的知識に明るくない人でも適切な決定を下せるように、治療、検診、その他医療行為のベネフィットや害（harms）を簡略化して、絶対数で表示した表をファクトボックスと呼ぶ。これにより、情報の受け手は、特定の治療や介入を受けた人の結果を、受けなかった人の結果と比較できる[12]。先ほどの表 9-1 のように総数、ワクチン接種群、偽薬接種（プラセボ）群で発症した人数そのもの（絶対数）を示されると統計的知識がなくても、対照群との比較ができる。

　人型や丸型などのピクトグラムや記号を用いると、より視覚的になり伝わりやすくなる。これをアイコンボックスという。

　図 9-2 は表 9-1 を基に作成したアイコンボックスである。このようにピクトグラムも用いて示すことでより実感的な見た目となり、インパ

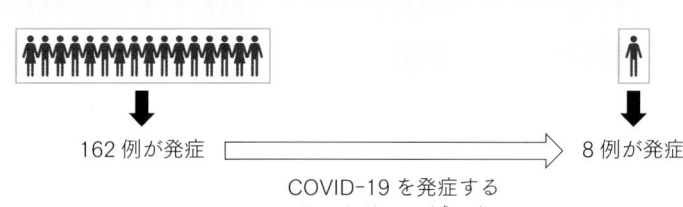

プラセボ接種群(18,325 人)　　　ワクチン接種群（18,198 人）

162 例が発症　　　　　　　　　　　　　　　8 例が発症

COVID-19 を発症する
リスクが 95％減った

図 9-2　新型コロナワクチンの有効性を人型のアイコンボックスで示した例
　　　　図は示し方の例であり、被験者（水色）は実際にはもっと多い。

クトを持たせることができる[13]。また、アイコンボックスの利点は、
「全体のうちどれくらいの人が発症したのかがひと目で分かる」という
ところにある。全体像を示しつつ、発症した人の割合を見せることで、
発症者がごくわずかであることが分かるため、感染症に対する過度な心
配を和らげ、情報理解につながる客観性が得られやすくなる[14]。

❷棒グラフを作成するときの注意点

　アイコンボックスが作成しづらいときには棒グラフがおすすめであ
る。棒グラフは比較を示すのに適した効果的な見せ方である[15]。
　表 9-1 を棒グラフで示すと図 9-3 のようになる。これは相対リスク
減少率で示しているため、発症予防効果がより大きく伝わる。こうした
特徴からワクチン接種を選択してもらいたいときの説得材料に用いられ
ることもあるが、この図のように、必ず総数を記載しておくことが重要
である。総数が記載されておらず、何人中何人が発症したのかが分から
ないような見せ方をした棒グラフが医療者による説明で用いられていた

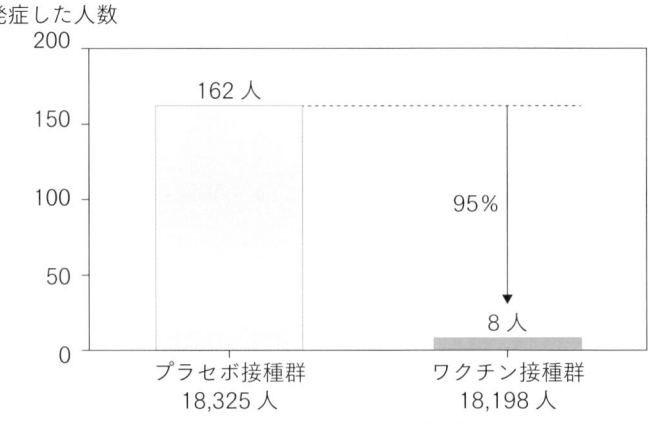

発症した人数

図9-3　新型コロナワクチンの有効性を棒グラフで示した例

が、そうした一部のデータを切り取ったリスク情報の提供は、倫理的問題をはらんでいる。また情報の受け手に「全体像を見せずに印象操作をして欺こうとしている」と受け取られ、情報源としての信頼を失う可能性もあることは重ねて述べておきたい。統計情報を伝えるときには、必ず、何人中何人が発症したのかが分かるように、総数と発症者数を示し、全体像が分かるように正確に伝えねばならない。

　情報の受け手となる人々に誤解を与えないように心がけつつ、その上で、分かりやすく理解できるようにするための工夫は欠かせない。

5　「自然頻度×視覚化」での説明

　手洗いという予防行動によりウイルス量をどれだけ減らすことができるのかを示した厚生労働省のイメージ図（図9-4）は、自然頻度と視覚化の融合ともいえ、とても分かりやすい。

　ウイルス量を、100万個、1万個、数百個、数個というように自然頻度のイメージで示すだけでなく、その減り具合を視覚で表し一目瞭然にしている。実は、人間は、100を超える大きな数字を直感的に理解でき

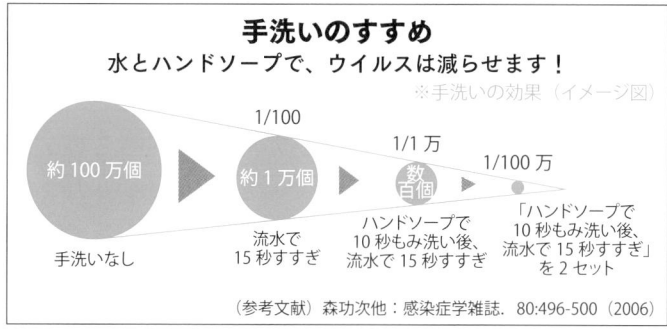

**図 9-4　手洗いによりウイルス量をどれだけ減らすことができる
　　　　のかを示したイメージ図**
（厚生労働省：手洗いのすすめ. https://www.mhlw.go.jp/content/00065
8585.pdf より）

ないともいわれている[16]ので、こうした視覚で理解を補うのは良い方法
である。これを見た人は誰でも、手洗いによってウイルス量は減らせる
し、同じ手洗いでもその方法（予防策の強度）によって減る量が変わる
こともひと目で理解できるだろう。

　ちなみに、予防行動を推奨したい場合にはこうした情報を提供した上
で、情報の受け手のアウトレイジに合わせた選択肢を用意すると受け入
れてもらいやすい。感染症に対して恐怖などを感じていない人には少な
くとも水で洗うように、適度に警戒している人には石けんで洗うよう
に、高い恐怖を感じている人には石けんで洗う手洗いを 2 回繰り返す
ようにと、受け手のアウトレイジに合わせた選択肢を示すと、各自がど
れだけのリスクなら許容できるかを理解した上で意思決定をすることが
できるため、より許容されやすくなるのだ。

6　情報に基づく意思決定ができるレベルの理解を目指す

　リスク説明はどうしても難しくなる傾向にある。内容を正しく理解し
てもらおうと、丁寧に話を進めると、多くの人が退屈そうな顔をし始め

る。市民の全てが科学者や統計学者になりたいわけではないのだから、大学の講義のように専門を深めるような話が必要とされないのは当然であるが、説明している側としては案外傷つくかもしれない。そして、どうせ伝えても分からないだろうと思い込んだり、説明するのが難しくめんどうだと思ったりして、分かった体で話を進めるといったことが起きてしまう。

しかし専門家ほどには理解ができなかったとしても、冒頭で紹介した換算可能な数値や例を出してイメージさせたり、自然頻度で説明したり、「見て分かる」工夫をするなどで市民はかなりの部分を理解できるものである。

リスク説明の目的は、情報に基づく意思決定である。この目的を忘れずに、市民がリスクの全体像やさまざまな選択をする場合のメリットとデメリットを理解した上で、適切な意思決定ができるようになるために必要な情報を、分かりやすく伝えることが鍵となる。

5　リスク説明に欠かせない「公平性」

　本章の最後に、リスク説明に欠かせない公平性についても述べておこう。ここでの公平性とは、「情報を等価に考慮した上で意思決定できるように示す」ことである。

　棒グラフで全体の総数を示さずに発症した人のみでワクチン接種群とプラセボ群を比較し、95％の発症予防効果を見せるという例は、偏りのある、公平性に欠ける説明の一例である。また、1つの視点（見解）や情報源などに偏らない情報提供をすべきだが、なぜこうしたことが重要なのかといえば、主に2つの理由がある。

　第一に、情報に基づく意思決定をしてもらうためにリスクについて説明をしているからである。情報に基づいた適切な意思決定には、全ての情報がそろっており、各選択肢のメリットとデメリットを知った上で比較し、自分の価値観や好み、希望などと照らし合わせて決めるプロセスを踏むことが必要となる。このため、説明をする側もこれを肝に銘じ、自分が伝えている内容に偏りはないかを常に意識しておきたい。

　第二に、公平性のある情報を伝えることで情報提供者としての信頼を獲得し、結果的に、情報がより受け入れられやすくなるからである。これには、私たち人間が持っている、とある心理的特性が関係している。それは、「心理的リアクタンス（反発）」というもので、自分の態度や行動の自由が脅威にさらされると、自由を回復するために、推奨に反する行動をとるように強く動機付けられるという特性である。例えばワクチン接種を推奨したい場合に、メリットだけを強調し半ば強引に誘導しようとすると、かえって反発されてしまうのはこの心理的反発が起きている証である。メリットもデメリットも含めて公平に情報が伝えられ、情報の受け手が選択の自由を感じられると、こうした心理的反発は起こらないし、都合の悪いことも伝えてくれる情報源は信頼もされる。

　医療者に向けて新型コロナワクチンの優先接種が始まったとき、「ワ

クハラ（ワクチンハラスメント）」という言葉が出現した。ワクチン接種を望まない医療者もおり、そうしたスタッフに対して「原則としてワクチン接種をすべきで、接種を拒否することは許されない」「接種を受けた職員は評価の対象とする」と申し渡した職場や上司に対してできた言葉である。これも心理的反発によるものといえる。こうしたときにはワークショップなどの参加型の学びの場を設定し、ワクチンのリスクとベネフィットを伝えた上で、スタッフに選んでもらうやり方をとる方が結果として協力を得られやすい。

*

　高度で専門的な内容を、分かるように説明する——。これはいつになっても変わらぬ難題である。人々が情報に基づく意思決定ができるレベルまで理解が進むように、どのように説明に当たったらよいのか。本章で強調してきた視点も持ちながら現場の実践を重ねることで、説明力を磨いていきたい。

文献

1　厚生労働省：これからママになるあなたへ：お魚について知っておいてほしいこと．2010年6月1日改訂
　　https://www.mhlw.go.jp/topics/bukyoku/iyaku/syoku-anzen/suigin/dl/100601-1.pdf
　　（2022/9/5 アクセス）
2　内閣府食品安全委員会：食べものと放射性物質のはなし．その2　放射性物質と健康影響．
　　http://www.fsc.go.jp/sonota/hanashi/houshasei_poster.pdf（2022/9/5 アクセス）
3　西澤真理子：リスクを伝えるハンドブック：災害・トラブルに備えるリスクコミュニケーション．エネルギーフォーラム，東京，2018
4　吉川肇子（編著）：健康リスク・コミュニケーションの手引き．ナカニシヤ出版，京都，2009
5　Covello VT, et al.：Risk Communication, Risk Statistics, and Risk Comparisons：A Manual for Plant Managers. Chemical Manufacturers Association, Washington, D.C., 1988
6　中澤港：COVID-19 について．2020年3月30日
　　https://minato.sip21c.org/COVID-19-J.pdf（2022/9/5 アクセス）
7　峰宗太郎，他：新型コロナとワクチン：知らないと不都合な真実．日経BP 日本経済新聞出版本部，東京，2020

8 田中豊：確率的予測の不的中と情報源の信頼度評価：より好ましくない方向への不的中がもたらす影響．社会心理学研究 8：107-115, 1993

9 ゲルト・ギーゲレンツァー（著），吉田利子（訳）：リスク・リテラシーが身につく統計的思考法：初歩からベイズ推定まで．早川書房，東京，2010

10 Jaeschke R, et al.：Basic statistics for clinicians：3. Assessing the effects of treatment：measures of association. CMAJ 152：351-357, 1995

11 山本和利：Evidence-Based Medicine のための実践統計学入門．治療効果の指標．医学界新聞，医学書院
https://www.igaku-shoin.co.jp/paper/archive/old/old_article/n1997dir/n2248dir/n2248_11.htm（2022/9/5 アクセス）

12 Gigerenzer G, et al.：Misleading communication of risk. BMJ 341：c4830, 2010

13 Schapira MM, et al.：Frequency or probability? A qualitative study of risk communication formats used in health care. Med Decis Making 21：459-467, 2001

14 Zikmund-Fisher BJ, et al.：Communicating side effect risks in a tamoxifen prophylaxis decision aid：the debiasing influence of pictographs. Patient Educ Couns 73：209-214, 2008

15 Lundgren RE, et al.：Risk Communication：A Handbook for Communicating Environmental, Safety, and Health Risks, 6th ed. Wiley, Hoboken, NJ, 2018

16 Wang XT：Domain-specific rationality in human choices：violations of utility axioms and social contexts. Cognition 60：31-63, 1996

17 Brehm JW：A Theory of Psychological Reactance. Academic Press, New York, 1966

10 章

直感に働きかけ、
合理的な判断や行動へと
方向付ける

科学的な情報を分かりやすく説明したからといって、それが即、合理的な判断や行動につながるとは限らない。というのも、市民はリスクを直感で判断しているし、そもそも感情があり、認知力にも限界があり、状況に影響され、必ずしも合理的な判断や行動ができるわけではないのが、人間の特性だからだ。

では、どうすれば合理的な判断や行動につながるように支援できるのだろうか。ここで私たちの脳の情報処理のプロセスを知っておくことは役立つ。脳に「分かりやすくて信頼できる情報だ」と感じさせる情報の条件についての理解を深め、最後に本人の自由意思に影響を与えることなく、それでいて合理的な判断や行動へと方向付ける方法論「ナッジ」について学んでいこう。

1 脳の情報処理プロセスを理解する

1 「人間は合理的な判断ができない」ことを前提とする行動経済学

人間とは合理的な判断ができない生き物だという前提に基づいてできた学問がある。行動経済学である。

人間は、情報を与えて丁寧に説明したら、コストとベネフィットを正しく評価し、その上で自分のことをしっかり理解しているから自分にとって最適な選択ができ、さらには長期的な目標の達成を妨げる可能性のある衝動を抑制する自制心も持ち合わせている。そんな前提のもと、かつて経済政策は策定されていたが、しかしそれではなかなかことはうまくいかなかった。そこで「人間ってそんな合理的な判断はできないんじゃない？」という観点をベースにして、心理学の視点も組み合わせて行動経済学が生まれたのだ。

例えば、寝たきりになることなく人生を健康にまっとうするという長期的な目標の達成には、運動やバランスのとれた食生活が欠かせない。しかし、そのことを知っている人でも、目先の誘惑に負けて食べ過ぎたり、飲み過ぎたりする選択をしてしまう（むしろ、こうした非合理的な選択をしたことの無い人はいないのではないだろうか）。

また、人は常に自分の好みを正しく理解した上で判断できているわけでもなく、それよりもその時々の状況に影響されながら意思決定をしている。友人が肥満（BMI 30 以上）になると自分も肥満になる可能性が57% も増加するという、肥満が伝染することを示した研究 もあるが、これはいつ何を食べるかの意思決定が社会環境の影響を受けているからだといえる。

感情があり、認知力にも限界があり、状況に影響され、必ずしも合理

的な判断ができるわけではないのが、私たち人間なのである。

2　システム1とシステム2

　ところで、私たちは、どのように情報を処理しているのだろうか？「二重過程理論（Dual Process Theory）」によると、脳には2つの情報処理システムがある。瞬時に自動的に情報を処理する「システム1」と、熟慮して合理的に情報を処理する「システム2」だ[2,4]。

　システム1は直感的かつ自動的に機能し、対象の印象や感覚などを形成する。より本能的で、無意識に、何かほかのことをやりながらでも情報の並行処理ができるため、このシステムを用いて情報処理をしても疲れることはない。4章のリスク認知では、私たち人間は、全ての情報を冷静に吟味しているわけではなく、吟味するか否かを決めるために、まず直感や常識によって簡便にリスクを識別していると述べたが、これもシステム1の働きだ。

　システム1で情報をうまく処理できないときに、システム2が対応する。システム2は、しっかりと注意を向けて理性的かつ論理的に考えるため、情報処理に時間を必要とし、また疲れを与える。人間の脳には、本能的に疲れない方を選ぶという特性がある。書類が送られてきたときに、細かい文字でぎっしり書かれた書面を見て、後でじっくり読もうと思いそのまま忘れてしまったという経験のある人もいると思うが、私たちの脳は、疲れそうな案件を後回しにしたがるのである。また最初はシステム2で情報を読み解こうとしても、疲労から無意識のうちにシステム1に戻ってしまい、自分が知っている情報と結び付けてもっともらしい連想を作りあげ、それをシステム2がよく検証しないまま受け入れてしまうこともある。

3 緊急事態下の情報処理能力

　システム 1 による情報処理は緊急事態下ではさらに強まる。恐怖や不安、怒りや悲しみなどのアウトレイジが高まり、またどこにいっても玉石混交な情報が飛び交い、情報のオーバーフローを起こしているような緊急事態下では、脳が疲れやすくなり、平時よりもさらに熟考を嫌うようになる。先のメンタルノイズ理論でも述べた通り、リスクにさらされた状況下で、人は情報を聞いたり理解したり記憶したりする能力が劇的に落ちるのだが、それにはこうした心や脳の状態が影響しているのだ。

　私たちの周りには情報があふれており、毎瞬さまざまな意思決定をしているわけだが、そうした意思決定の大半がシステム 1 で行われている[2]。情報を提供する際に、直感的なシステム 1 の存在を無視するわけにはいかないのだ。

2 「分かりやすい」を科学する

1 「分かりやすくて信頼できる」と感じさせる情報の条件

さて私たちは、直感で分かりやすいと思った情報に対して親しみを感じ、信頼や信用する傾向がある。ここで「分かりやすい」をもう少し深掘りしてみよう。「分かりやすさ」、つまり簡単に情報処理がなされた主観的な経験を「処理流暢性（processing fluency）」や「認知流暢性（cognitive fluency）」と言うのだが、その要因としては次の4点が挙げられる。

・繰り返された経験
・見やすい表示
・プライマー（primer：先行刺激）のあったアイデア
・機嫌が良い状態

同じ情報が繰り返し発信されていて、なじみのあることのように思えると、認知が容易になる。もちろん見やすい表示も、簡単に情報を処理できたと思えるためには欠かせない。

では、その次に挙げられているプライマーのあったアイデアとは何だろうか。プライマーとは、事前に触れた刺激のことで、その刺激となるものには単語やアイデア、音楽、匂いなどがある。そしてそうした先行刺激によって連想が誘発され、後続する刺激の処理が促進される。子どものころ、「ピザ」という言葉を10回言わされた後に、肘を指さし「ここは？」と聞かれる10回ゲームで、思わず「ヒザ」と答えたことのある人は多いだろう。これは事前に触れた「ピザ」という言葉の影響を受けたことによるものだ。ほかにも店で流れている音楽により選ぶワインが変わる、「忘れっぽい」「皺」など高齢者を連想させる言葉を見

ただけで歩く速度が遅くなる[6]など、人間の判断や行動は事前の刺激の影響を受けている。これを「プライミング効果」と呼ぶ。そして、事前に見聞きした（プライマーのあった）文章は認知しやすく、スムーズに処理がなされることが報告されている[2]。

　最後の「機嫌が良い」ときに認知が容易になるのは、その逆の心情を招くリスク下で認知が難しくなることを考えると納得できるだろう。

　こうした認知を容易にする情報は、親しみを感じ信頼や信用がされやすく、また思い出しやすく、行動につながりやすい[2,7]。つまりこれらは「分かりやすくて信頼できる」と感じさせる情報の条件といえる。

　本書でも、リスクについて説明をするときは例を出してイメージさせたり、視覚にアピールして「見て分かる」ようにすること、重要なリスク情報（キーメッセージ）は繰り返すことなどについて述べてきたが、そうしたことをする理由は認知を容易にするためなのである。

2　ナラティブも味方につける

　ナラティブ（物語）は、事実のみの記述より理解しやすく、その情報処理の容易さが説得力を高める[8]。HPV ワクチンでは、統計データのみを伝えたメッセージよりも、子宮頸がんで妊娠を諦めた女性の体験談を統計データに加えたメッセージの方が、ワクチンの接種意図を高めたことも報告されている[9]。統計情報だけを伝えるよりも、ナラティブを伝えることで分かりやすくなり、感情を動かすこともできるのである。

自由意思に影響を与えずに合理的な判断や行動へと方向付ける「ナッジ」

1 人の選択は「選択アーキテクチャ」の影響を受けている

　ここまで情報の処理が簡単だと認知してもらえるように伝えることの重要性を述べたが、そうしたデザインをするときに使える「ナッジ（nudge）」の仕組みをご紹介しよう。ナッジは、行動経済学を実社会で役立てるために編み出された方法論である。

❶ナッジとは

　ナッジは、「肘でそっとつつく」ことを意味する英語で、「選択を禁じることも経済的なインセンティブを大きく変えることもなく、人々の行動を予測可能なかたちで変える選択アーキテクチャのあらゆる要素を意味する」と定義付けられている[10]。人の選択は、環境や言葉の表現のされ方などの影響を受けるものだが、「選択アーキテクチャ（architecture）」とは、そうした影響を及ぼす外的な環境や言葉の表現などの設計デザイン（architecture）のことである。

❷フレーミングにより意思決定は変わる

　ここで、ノーベル経済学賞を受賞したダニエル・カーネマン博士らの興味深い研究を紹介しよう[11]。600人の死亡が見込まれる感染症のアウトブレイクへの対策として以下の2つがある。あなたはどちらを選ぶか？

対策A：200人が助かる
対策B：600人が助かる確率は1/3で、誰も助からない確率は2/3

　対策 A と B は同じことを伝えているわけだが、「何人助かるか」と利益を強調した場合、200 人が確実に助かるという表現がなされた対策 A を大半の人が選択した。同じ内容を「何人死亡するか」という損失を強調した場合もテストされた。

対策 C：400 人が死亡する
対策 D：誰も死亡しない確率は 1/3 で、600 人が死亡する確率は 2/3

　このように損失を強調した場合には、「全員死亡」のリスクを 2/3 の確率で負うことになっても、全員助かる可能性もある対策 D を選ぶ人が大半だったという。

　同じ内容であり、しかも絶対数と確率で示すという伝え方のパターンもまったく同じだったにもかかわらず、利益が強調された場合と、損失が強調された場合とでは逆の選択結果となったのだ。つまり、同じ内容でも表現の仕方（フレーミング）により与える印象が変わり、意思決定に影響を与える。この効果を「フレーミング効果」というのだが、こうしたフレーミングは選択アーキテクチャの 1 つである。

2　リバタリアン・パターナリズム

　ナッジの理解においては、「リバタリアン・パターナリズム」[10] についても知っておきたい。選択の自由を重要視する「リバタリアン（自由至上主義者）」の立場と、よりよい暮らしを送るために人々の行動に影響を与えるのは当然であるとする「パターナリズム（父権主義）」の立場の両立がナッジでは図られている。ナッジは、選択者の自由意思に影響を与えることなく、それでいて合理的な判断へと導くために、注意を喚起し、気付かせ、控えめに警告し、人々の行動をよりよいものへと方向付けることを意図している。

　新型コロナウイルス感染症の感染予防のためのフィジカルディスタン

スを促す取り組みとして、スーパーマーケットのレジ前など行列ができるような場所に、前後の客と物理的距離を置けるようにテープで立ち位置が示されているのを目にしたことがあると思う。あるいは、入り口に置かれた消毒液の前に自然と誘導され消毒をしたことはないだろうか。これは、環境を設計デザインすることで注意を喚起する事例であるが、このように選択の自由がありながらも、感染予防の行動へと方向付けるのが、このリバタリアン・パターナリズムの考え方である。

4　ナッジの設計「EAST」

　うまくナッジを活用できれば、健康にとってよりよい意思決定や行動へと方向付けることができるわけだが、その設計の良しあしはどのように検証されるものだろうか。ナッジの設計プロセスやチェックリストは複数あるが、ここでは、英国のナッジ設計部門である行動インサイトチーム（Behavioural Insights Team；BIT）のそれを紹介しよう[12]。

1　BITのナッジの設計プロセス

　まずBITは次の4つのプロセスを経る。

①結果を定義する
②文脈を理解する
③介入を構築する
④介入の効果をテストし、学び、適用する

　感染症が流行する中、職場で在宅勤務を推進したいのだけれど、うまく進まないケースで考えてみよう。まずは、これから行う取り組みによる結果を定義する。つまりは目標設定をするわけだ。ここでは、在宅勤務をする職員が7割になる目標設定をしたとしよう。それから現場で人々の行動を洞察し、状況（文脈）を理解する。すると、出勤に価値を置く中間管理職が多く、その部下が彼らに在宅勤務を申し出づらいようだということが分かった。そこで、どうしたらよいのか介入の方法を考える。選択の自由がありながらも、在宅勤務行動へと方向付けるためには、どのような方法をとればよいのか──。思案の結果、「基本は在宅勤務」と提示して在宅勤務をデフォルト状態にしておき、出勤する人の

み申し出る仕組みにしてはどうか、という介入を構築することにした。

　そうして、実際にその仕組みを導入してから一定の期間が経過後、目指していた結果、つまりこの場合は7割の職員が在宅勤務をしているかを確認し、達成できた場合にはそのまま適用し、達成できなかった場合にはその理由を検討し改善策を練るのである。

2　ナッジで検討すべきチェックリスト

　先ほどの例、つまり設計プロセス「③介入を構築する」の段階で、在宅勤務をデフォルト状態にしておくとする方法がとられたが、実はこれには参照された原則がある。BITでは「EAST」というフレームワークが設けられており、それに基づいて編み出されたのである。「EAST」は、Easy、Attractive、Social、Timelyの4つの原則を示す頭文字から成る。ナッジで検討すべきチェックリストともいえるのがこの「EAST」である。

❶Easy：簡単であるか？

　Easyとは、望ましい行動へのハードルを下げるために単純化したり、簡単に理解したりできるようにすることである。指示を出すときには、明確に、簡単な言葉で、何をすればよいのか具体的に伝える。重要なメッセージは冒頭に置き、必要の無い情報は削除する[14]。こうして脳の情報処理を簡単にする。

　望ましい選択（上の例では在宅勤務）をあらかじめデフォルト設定にすることも単純化する方法の1つである。わざわざ選ばなくてよいから簡単と感じられるのだ。

▶複雑な対応関係（マッピング）がひと目で分かる

　選択と便益などの対応関係（マッピング）を理解することができれば、効用を上げる選択肢を選べるようになるが、得てしてそうした関係はす

ぐに把握できないことが多い。

　新型コロナウイルス感染症の流行下では、感染予防対策のためマスクの着用が求められているが、流行初期にはどのマスクを選択したらよいのか分からない人も多かった。そこで、スーパーコンピューター「富岳」による検証が行われ、不織布マスク、布マスク、ウレタンマスク、フェイスシールドの4種類のマスクの吸い込み飛沫量と吐き出し飛沫量を比較し、その結果がビジュアルで示された。これで「どのマスクを何に留意して着用すると効果が高いか」がひと目で理解できるようになったわけだ。マスクの選択と感染予防効果のマッピングの理解に役立つナッジである。

❷Attractive：引きつけるものであるか？

　私たちは日々多くの情報に囲まれているが、その中でまずこちらが発信する情報が注目を得なければならない。人の注意を引く仕掛けや、インセンティブとなるものをデザインに組み込むことで、その存在を気付かせるのである。

　人の注意を引きつけるというと、広告のように多額のコストをかけて魅力的なものに作り込まねばならないと思うかもしれないが、メッセージを工夫するだけでも十分に見る者の注意を集めることはできる。

▶損の回避とやらない後悔で引きつける

　人間は利益を得るよりも、損を回避することを好む傾向にある。「プロスペクト理論」[13] というが、これを応用して東京都八王子市で大腸がん検診のお知らせを送付したところ、損を強調した方が人は引きつけられて受診行動につながったという報告がある[14]。「今年度大腸がん検診を受診されないと、来年度ご自宅へ大腸がん検査キットをお送りすることができません」と損失に働きかけた群は、「今年度大腸がん検診を受診された方には、来年度大腸がん検査キットをご自宅へお送りします」と利得に働きかけた群よりも受診率が 7.2% 高くなったのだ。

　損をし、失ったときに生じる感情に「後悔」がある。この後悔の感情

を先取りする（ある決定に伴い、どの程度後悔するかを予測する）、これを「後悔予期（anticipated regret）」と呼ぶが、それが新型コロナウイルス感染症パンデミック下でフィジカルディスタンスや外出自粛という予防の意図と行動の予測因子となることを示した研究がある[15]。それによると、フィジカルディスタンスなどの予防行動をとらずに感染したら後悔するだろうといった、「行動しない場合の後悔予期」が予防の意図と行動に強く関わっていたのである。また後悔予期は「どれだけ後悔すると思いますか」と質問されるだけで活性化することが報告されている[16]。

　これらを考慮すると、パンデミック下では「予防行動をとらずに（例：2ｍの距離をとらずに）感染したら、どれだけ後悔すると思いますか」と質問をすることで注意を引き、予防意図を高め、行動につなげられる可能性が高い。

❸Social：社会的であるか？

　人は意思決定において、周囲の人の影響を受ける傾向がある。他の人の行動が気になるし、人の目も気になる。そして何か公に約束をしたらその約束を守らないと気持ちが悪く感じたりするものだ。多数派がある行動をとっていることを伝えたり、公約させたり、社会関係の力を利用したりすることで、健康を守るために望ましい方向へと向かわせることができる。

▶社会的規範や関係性に訴える

　手洗いは感染症対策の基本であり、新型コロナウイルス感染症パンデミック下でも呼びかけられている。しかし流行初期はしっかり石けんで手洗いをしていた人たちでも、状況への慣れから面倒くささが優位に立ち、以前の行動様式への揺り戻しも予想される。

　そこで、手を洗わない人たちに何を伝えたらよいのかを調べた研究[17]を紹介しよう。それは、トイレの洗面台に電光掲示板を設置し、異なる16種のメッセージを掲示して手洗いにどのメッセージが効果的かを測定するという内容である。すると男女ともに「となりの人は石けんで手

を洗っていますか？」という社会的規範や関係性に訴えるメッセージが効果的であることが確認された。男性に対してはこのメッセージが最も効果的で、石けん使用量が 12% 増加し、女性の場合でも 2 番目に効果的で 10% 増加した。ちなみに女性に最も効果的だったのは（2 番目と微差であるが）、リスクについての知識を分かりやすく提供するメッセージ「水は除菌しません、石けんが効きます」であり、11% 増加したという。

❹Timely：タイムリーであるか？

　タイムリーであるとは、相手が気になっているときにその気になっていることについて伝えることである[14]。人間には、直近の出来事の影響を受けたり、やろうと思っていても後回しにしたりする特性があるので、最も受容してもらえやすそうな動機付けのタイミングを逃さずに、後回しにさせない工夫をすることが重要である。

▶防災教育のタイミング

　災害への備えとして防災教育は常日ごろから行っておくべきだが、発災直後は関心が高まっていても、すぐに忘れてしまうのが人間だ。

　であれば、防災教育もタイムリーを意識することが重要である。過去の災害の節目や他の地域で災害が起きたときなどは、マスメディアの報道が増え関心が高まる。そうした関心が高まっているときや、災害後まだ記憶が新しいうちに防災教育を行うと効果が期待できる。教育効果を高めるためにタイムリーに実施したいものである。

5 ナッジで気を付けたいこと

　最後に、ナッジで気を付けたい注意点もまとめておこう。まず倫理的なこととして、健康を促すナッジは、人々が健康を気にかけているがうまく実現できないことが予想される場合に実施されなくてはならない[18]。感染症の流行下、健康を守りたいという人でも、さまざまな情報が氾濫する中で公的機関の大事な情報を見逃す、後でその情報をじっくり検討しようと思っていたのに忘れてしまう、情報を正しく理解できずに適切な判断や行動がとれない、普段は予防行動をとっていても気の緩みが生じてしまう、ほかのことに夢中になってうっかり予防行動をとるのを忘れる、などということはある。感染力の高い感染症だとそうした間にも感染してしまうわけだが、それを防ぐための手段としてナッジは活用されるべきである。逆をいえば、専門家が勝手に価値判断をし、意図的に人々を操作するために用いてはならない。健康上の大きな利益をもたらし多くの人からの賛同も得ていることに対して、その実現を手助けするようにそっと肘でつついて合図をする、このナッジの基本を忘れないようにしたい。

　次にコミュニケーションをとるときの注意点だが、簡単に理解できるようにするためには、情報量を絞ることが欠かせない。だが、意思決定をする上で必要な情報まで削除してしまわないように注意しよう。前章で述べた通り、不確実性の高いことも扱うリスクコミュニケーションには公平性が不可欠であり、全ての情報や見方を偏りなく示すことを意識しなくてはならない。あくまで、人々が情報に基づいて意思決定できるようになるためにリスクについての科学情報を伝えていることを忘れないようにしたい。

　対策をリスク管理者に提案する専門家、対策を人々に公表するリスク管理者は、フレーミングによる方向付けを常に意識し、発言する際にはその表現に十分な注意を払いたい。そしてフレーミングは、虚偽情報を

流している情報源が、意図的に人々を操作する目的で巧みに利用している場合も多い。人々が誤った情報に誘導されないように、リスクコミュニケーションを通してフレーミング効果そのものについても啓発や教育することも重要であろう。

＊

　リスクコミュニケーションはシステム 2 に働きかけることが多いが、そもそもシステム 2 でその科学情報を熟考してもらうためには、システム 1 によってそれが大切な情報であると識別してもらわなければならない。また人間の意思決定の大半がシステム 1 で行われていることを考慮すると、システム 1 にそっと合図をし、システム 2 を経由せずともシステム 1 が健康に利益のある方に向けられるようにすることも重要である。健康を守りたい人が、情報が氾濫する中でも大切な情報を識別し、正しく理解し、行動の後回しやうっかり行動を防ぐのを支える場面などにおいて役立てたい。

文献

1　Christakis NA, et al.：The spread of obesity in a large social network over 32 years. N Engl J Med 357：370-379, 2007

2　ダニエル・カーネマン（著），村井章子（訳）：ファスト＆スロー：あなたの意思はどのように決まるか？（上）．早川書房，東京，2014

3　Tversky A, et al.：Rational choice and the framing of decisions. J Bus 59：S251-S278, 1986

4　蝦名玲子：ヘルスコミュニケーション：人々を健康にするための戦略．ライフ出版社，東京，2013

5　North AC, et al.：The influence of in-store music on wine selections. J Appl Psychol 84：271-276, 1999

6　Bargh JA, et al.：Automaticity of social behavior：direct effects of trait construct and stereotype activation on action. J Pers Soc Psychol 71：230-244, 1996

7　Alter AL, et al.：Uniting the tribes of fluency to form a metacognitive nation. Pers Soc Psychol Rev 13：219-235, 2009

8　Bullock OM, et al.：Narratives are persuasive because they are easier to understand：examining processing fluency as a mechanism of narrative persuasion. Front Commun

（Lausanne）6：719615, 2021 doi:10.3389/fcomm.2021.719615

9 Okuhara T, et al.：Persuasiveness of statistics and patients' and mothers' narratives in human papillomavirus vaccine recommendation messages：a randomized controlled study in Japan. Front Public Health 6：105, 2018

10 リチャード・セイラー，他（著），遠藤真美（訳）：実践行動経済学：健康，富，幸福への聡明な選択．日経 BP 社，東京，2009

11 Tversky A, et al.：The framing of decisions and the psychology of choice. Science 211：453-458, 1981

12 The Behavioural Insights Team：EAST：Four simple ways to apply behavioural insights. 2014
https://www.bi.team/publications/east-four-simple-ways-to-apply-behavioural-insights/（2022/9/5 アクセス）

13 Kahneman D, et al.：Prospect theory：an analysis of decision under risk. Econometrica 47：263-292, 1979

14 厚生労働省：受診率向上施策ハンドブック 第 2 版．明日から使えるナッジ理論．2019
https://www.mhlw.go.jp/content/10901000/000500406.pdf（2022/9/5 アクセス）

15 Kowalsky JM, et al.：Maintaining distance and avoiding going out during the COVID-19 pandemic：a longitudinal examination of an integrated social cognition model. Psychol Health 2022 Jan 10；1-22. doi:10.1080/08870446.2021.2023746.

16 奥原剛：行動変容のためのヘルスコミュニケーション：COVID-19 の教訓．日健教会誌 30：163-171, 2022

17 Judah G, et al.：Experimental pretesting of hand-washing interventions in a natural setting. Am J Public Health 99（Suppl 2）：S405-S411, 2009

18 Engelen B：Ethical criteria for health-promoting nudges：a case-by-case analysis. Am J Bioeth 19：48-59, 2019

Part 5

情報の公開場面での
考慮点

マスメディアと協力関係を築く

大勢の人々に情報伝達する、新聞、ラジオ、テレビなどのマスメディア。近年は、多くの人が目にするネットのニュースもまた、実際は新聞社や通信社、テレビの配信ニュースであることが多い。

緊急事態下では多くの国民に情報を伝えねばならないため、こうした報道機関やそこで働く記者との協力が重要なポイントとなる。マスメディアの特性や記者とのつきあい方などについて知っておこう。

1 記者と対面するシーンの主な種類

公衆衛生の緊急事態においては、国民に広く迅速に情報を伝えなければならないため、新聞、雑誌、ラジオ、テレビなどのマスメディアと協力することが求められる。そこで、協力する相手となるマスメディアについて理解しておきたい。まずマスメディアが流すニュース報道の形式には、「発表報道」と「独自報道」、「その中間の形態」がある。

1 発表報道

発表報道とは、公的機関や企業広報などが主に「記者クラブ」を通じて情報を発表したものを受けて、追加的に取材を行うなどして報道する形式を指す。この形式で報道してもらうには、作成した文書を記者クラブへ届ける方法（これを「投げ込み」と呼ぶ）と、記者と対面する方法がある。リスク管理者や専門家などが記者と対面するシーンの主な種類としては、以下がある。

❶記者会見

記者会見とは、新奇性があり人々にとって重要な情報を、責任者により一斉開示するために行うものである。カメラが入り、誰が話しているかが分かる、個人名が明らかにされる、という特徴がある。新型コロナウイルス感染症の感染爆発ともいえる危機的な状況になったときに、首相や知事といったトップが情報を発信していたが、これは記者会見の典型例である。

❷ブリーフィング

ブリーフィングとは、記者に情報提供をし、理解を促す説明会のこと

である。代表者による記者会見が予定されているが、その会見時間が短くあるいは事案が複雑すぎて、代表者による記者会見だけでは不十分な場合に、事前に実務担当者から当該事案について詳細を説明したり、質疑応答したりする機会が設けられるが、これがブリーフィングと呼ばれる。ブリーフィングにはテレビカメラは入れず、説明する実務担当者の名前が出されることもない。新型コロナウイルス感染症やそのリスク、対策について会議で話し合われたことなどを、行政の感染症対策を率いる医師が記者を集めて説明するのが、ブリーフィングの一例である。記者はブリーフィングの場で事実関係を確認し、その情報を基に原稿を書く。ブリーフィングのことを「記者レク」と呼ぶこともある。

2 独自報道

　独自報道とは、発表に頼らずに記者が自身の人脈や発想、取材を生かして、報道する形式である。すでに発生・発表されていることであってもその後の自社独自の継続取材で新たに分かった事実のニュース、歴史的な事象を掘り起こしたような独自の取材、捜査機関や行政機関などが内偵中の事件や準備段階の事案を事前にキャッチして報道するものなどの「狭義の独自報道」がまずある。これに加え、独自の調査により新たな事実を発掘して報道する「調査報道」、過去の事象を独自の視点から再度掘り起こして検証する「検証報道」、あるテーマを多角的に分析し集中的に一定期間報道する「キャンペーン報道」、国民の認識や実態を調査しその結果を数字で示しながら報道する「世論調査報道」、関心の高いテーマについてマスメディアが独自の問題提起を行う「提言報道」がある。

　発表報道のようにリスク管理などを行う情報発信者側から記者クラブに連絡をするのではなく、こうした取材を通したやり方は記者側のタイミングで連絡が入る。新型コロナウイルス感染症による突然死という出来事が起こったときに、「なぜそうしたことが起こるのか」と医学的観

点からのメカニズムを知りたい記者が感染症を専門とする医師に個別に問い合わせたり、遺族に当時の様子を尋ねたりするのがこれに当たる。

3　発表報道と独自報道の中間形態

　近年、記者会見にかわり増えているのが、「ぶら下がり」や「囲み」と呼ばれる記者たちによるインタビューである。カメラが入り、立ったまま質疑応答をする「半ば発表報道、半ば独自報道」というポジションのものと言える。

　ぶら下がりは、取材対象者が移動しているところを記者たちが一緒に歩きながら話を聞く様から「ぶら下がり」と呼ばれている。一方で、立ち止まった相手を各社で囲んでインタビューするのが「囲み」である。いずれも事前調整はなく、記者会見のように主催者が用意する場でもないため、記者会見やブリーフィングとは区別される。

緊急時の情報提供に日々の記者会見や ブリーフィングが欠かせない4つの理由

緊急事態が起きたら、その事態解決まで自治体レベルでも同じスポークスパーソンが定期的に、危機感が高まっているときには可能ならば毎日、同じ時刻に記者会見やブリーフィングを開いて対応の進捗を伝え続けることが望ましい。地域社会の不安や関心が高まっている中で、当局による会見やブリーフィングが必要とされるのには主に4つの理由がある。

1 緊急時の最強の伝達経路はマスメディアである

緊急事態下に最も多くの人々が情報を求めて参照するのは、テレビやラジオ、新聞などの従来型のマスメディアであることが報告されている[2]。ネットニュースも、実際はテレビや新聞社、通信社の配信ニュースであることが多い。危機管理を行っている責任者が会見などを開きその内容が報道されることで、命と健康を守るための情報をできる限り多数の人々に届けることができる。

こうした点に加え、マスメディアは日ごろから対象者調査を行っているため、視聴者や読者に確実に言葉が届くプラットフォームを独自に整備している。緊急時の時間的な制約がある中でも効果的に情報を広めるためにこの力を借りることは無視できない。記者を集め情報提供しなければ、人々の命と健康を守る上で大きなデメリットとなるのだ。

2　状況もリスク評価も時間の経過とともに変化する

　2つ目の理由は、緊急事態発生時には状況やリスクのレベル、リスクアセスメントに基づいて立てられる対策や見通しの説明内容が時間の経過とともに変わることが多いからである。

　そうした中で、もし行政のウェブサイトでの情報発信を主とし、時折記者会見を開くことでその補足をする程度の体制であったら、解決までのプロセスが不透明になる。このため、市民からは情報が飛躍したり矛盾しているかのように捉えられ、「あのとき言っていたことと違うではないか」といった批判や、不信と不安感を招く結果になる。また記者が刻々と変化するリスクについて正しく理解できていないと、正しい情報が市民に伝わらなくなる。

3　信頼の構築に役立つ

　3つ目の理由は、毎日スポークスパーソンが顔を見せて説明することが信頼の構築につながるからだ。リスク管理者を信頼できるか否かはその能力（コンピテンス）だけで判断されるわけではなく、思いやりや正直さ、責務を果たそうとする姿勢などの要因の影響を大きく受け、むしろ能力以上にこうした要因に重きが置かれる。日々、テレビ画面などを通して丁寧な説明がなされていると、情報の受け手となる人々は「自分は部外者なのではなく、リスク管理のプロセスに関与している」と実感できる。もちろん報道する記者も、そうしたスポークスパーソンのことを信頼できると思えるし、スポークスパーソンと記者との間に信頼関係が構築されていくと、一緒にリスク情報を伝える同志のように思えてくるものだ。危機管理を担う組織のスポークスパーソンが直接顔を見せてオープンな説明をすることで、リスクにさらされた人々も記者も疎外感を覚えることなく、そのスポークスパーソンのことを信頼できると思え

るのである。

4 情報の受け手となる人々の情報処理能力が 劇的に落ちている

　４つ目の理由は、ストレスを感じる状況下では、情報を理解したり記憶したりする人間の情報処理能力は劇的に落ちるからだ。このことはこれまで何度も述べてきたが、だからこそ、**分かりやすい言葉で、繰り返し説明し続けることが不可欠となる。**脳が疲労し、強いネガティブ感情を抱いているときには、一度軽く説明されただけではうまく理解できないため、スポークスパーソンが重要となる内容を日々繰り返し伝えることが重要なのである。

3 マスメディアを理解する

　ここまで、リスク管理を行う情報発信側が、記者や報道機関と協力関係を築きたい理由をまとめたが、マスメディアは、リスク管理者や専門家が発表した情報をそのまま都合よく広めてくれる存在ではない。ここを理解しておかないと、「自分の意図しない文脈で自分の発言が使われた」「切り取りをされた」「センセーショナルに報じられた」「査読論文に基づく自分の情報と、主観で話す医師の意見が同レベルで扱われるのはおかしくないか」などと、不満を抱くことになる。

　そこで、まずはリスクコミュニケーションの基本に戻ろう。リスクコミュニケーションは、相手ありき、つまり相手を理解することが欠かせない。記者を相手にする場合には、当然、マスメディアの行動特徴、信念や文化などを理解しておかなければならない。

1　緊急事態下のマスメディアの行動特徴

　緊急事態下のマスメディアの行動特徴　をまず理解しておきたい。緊急事態の発生直後、緊急事態対応を担う情報提供者（スポークスパーソン）と連絡がつかない場合、記者は現場インタビューを開始し、情報の検証が十分になされていなくてもまず報道する。そして、すでに人脈のある「専門家」にインタビューをして状況把握に努めるが、その「専門家」がリスク管理やリスク評価に関わっていない場合には限られた情報に基づくコメントとなり、誤った情報を提供してしまうかもしれない。それを防ぐために、緊急事態対応を担うスポークスパーソンが、マスメディアに正確な情報を最初に伝えることが重要なのである。

　また、緊急事態の発生直後は、「分かっている情報を迅速に伝えることで、人々の命と健康を救う」という共通の目標に向かって、スポーク

スパーソンとマスメディアとの思いが一致し、スポークスパーソンが公表した情報をそのまま受け入れ、報道してくれる。ところが、事態発生からしばらくすると、記者は情報をうのみにするのではなく問題が生じていないかを検証するようになり、場合によっては他の見解も探すようになる。現在なされている緊急事態への対応やその方針の妥当性を疑い、もし不適切な場合には責任を問う報道をするのも、マスメディアの重要な役割であるからだ。

2 記者と専門家それぞれの情報提供の目的

　記者の多くは、視聴者や読者に伝わりやすいかたちで潜在的なリスクを知らせて、リスク軽減方法を伝えることを責務だと考えている。この部分は記者も専門家も同じである。

　しかし両者でその目的は異なる。専門家には、市民に適切な意思決定をしてもらうために情報提供をする目的がある。一方で、マスメディアの目的は、事象や進行中のリスクを取り巻く事実を伝えることである。

　例えば、新型コロナワクチンを接種した後の重篤な有害事象が起きた人々がいた場合、記者はまず取材を始める。専門家が取材を受けた場合には、その症状が副反応によるものかについては不確実性があること（有害事象と副反応の違い）や、どのような副反応が現在報告されていて各副反応が起こる確率はどれくらいか、ワクチン接種によるリスクとベネフィット（例：副反応のリスクと発症予防・重症化予防のベネフィット）、リスクのトレードオフ（例：ワクチン接種をしない選択により副反応のリスクは避けられるが、代わりに発症・重症化リスクを引き受けなくてはならない）ことについて説明し、意思決定に役立つ情報を提供するだろう。

　これらを取材した記者がここで終えるわけではない。ワクチンを接種した後に重篤な症状を発症した当事者に会い、「いつ何が起きたのか」「そのとき行政や医療機関はどのように対応したのか」「当事者や家族は今どんな気持ちか」などについても取材をする。

　こうした場合、その事象が代表的なものかどうかにかかわらず、当事者の窮状や経験談の方が、統計に基づく情報よりも重点が置かれやすいことが報告されている。統計的にはまれであっても、少数弱者の支援や救済の視点を持って報道することも、マスメディアの役割であるからだ。またこうした事象や出来事に重点を置く理由は、リスク管理者などの情報源が間違った発表や意図的な情報操作を行うことを防ぐ意味合いもあろう。

3　報道の独立性

　リスク管理者や専門家がマスメディアに対して不満を覚える理由の多くは、報道の独立性を理解していないからかもしれない。マスメディアを自分たちが伝えたいリスク情報を広めてくれる手段として捉えているため、情報の内容や表現のされ方が思い通りにならないときに不満を覚えるのだ。

　しかし、マスメディアは**独立した監視者の役割**を担っている。常に、緊急事態下における政府や自治体の対策や行動、方針の基となった専門家の見解や意思決定のプロセスなどの正当性を検証し、もし不適切な場合には責任を問う報道を行う役割も担っているのだ。

　事実を正しく伝えることに対する使命感は、記者も専門家（およびリスク管理者）と同じく持っているが、事実の見解が同じとは限らない。専門家などが公表する情報を事実としてうのみにするのではなく、記者は自身の独立した見解を示すことこそがジャーナリストとしての存在意義と考えるため、さまざまな立場の人を取材し、多様な見解を読者や視聴者に提示する。1つの見解に偏ることがないように、両論を紹介することも多いが、それにより査読済みの論文を基にした専門家の見解と、マスメディアによく出る著名な専門家個人の見解が、同レベルに扱われることもある。

　また昨今の情報過多社会では、報道記事が読者の注目を集めなければ

ならないため、情報が圧縮され、単純化される。そのプロセスの中で、不正確な表現になったり、専門家からの情報が切り取られ、センセーショナルな表現が用いられたりすることもある。リスクに関する意思決定のための情報としては不完全な側面もあるのだ。

4 誰がスポークスパーソンになるべきか

　緊急事態に情報を公表する責任者、スポークスパーソンは、緊急事態の渦中にある（リスク管理を担う）組織に所属し、その該当するハザードの内容に通じた専門家であることが望ましいとされている[2]。危機感が高まっているときには、最高責任者（例えば知事）がスポークスパーソンとなり記者会見を開き、専門的な内容に対応できるように対策を率いる専門家が補佐として同席しておく。少し状況が落ち着いているときには、その対策を率いる専門家がスポークスパーソンを務めるブリーフィングを定期的に行うとよいだろう。

　つまりは、情報の受け手となる人々の関心事に対応することができる人がスポークスパーソンになるということだ。人々の関心事が危機管理であれば、対策の意思決定に責任のある者が務め、科学技術的なことであれば専門家が務める。そしてもちろん、「この人は真実を話す人だ」と人々から信用されていることがその担当者に必須なのは言うまでもない。

1 スポークスパーソンの条件

スポークスパーソンの選定基準は以下の３つである[3]。

・緊急事態への対応を担う組織内で尊敬されているリーダーであること
・自信を持ってはっきり話せること
・その該当する危機について専門的に理解していること

　スポークスパーソンは、緊急事態への対応を担う組織の「顔」である。ただ役職が高位であるという理由だけで選任するのではなく、経験

や能力、適任性をみて決定すべきである。

　興味深いのは、広報担当者は仮に科学技術的知識があったとしても、その組織に対して敵意や不信感を抱いている人々から見ると、「人をだまそうとする広告屋」というステレオタイプが働き信用できないと捉えられやすいことが報告されていることである[3]。逆に、医療従事者の信用度は極めて高いという（これは本書読者にとっては朗報だろう）。

2　安心させることを目的とはしない

　会見中、見る人を安心させようとする振る舞いは必要とされない。やわらかいムードを作ろうとして少しでも微笑を浮かべようものなら「危機感に欠ける」との批判が飛んでくる。会見の目的は、表面的な安心を与えることではないからである。

　繰り返すが、説明と説得によってリスクや対応への理解を得て、その情報を基に命や健康を守るための最善の意思決定をしてもらい、「うまく解決できるかもしれない」と希望が持てるような道を一緒に歩めるように会見していること、これを常に頭に入れておくべきである。

5　スポークスパーソンが記者と信頼関係を築くにはどうしたらよいか？

　記者とのコミュニケーションを成功させ、信頼関係を築くためにはどうしたらよいのか考えていきたい。その糸口を探るために田中良明氏にヒアリングを行った。田中氏は、新型コロナウイルス感染症の流行が始まった 2020 年初頭から 2021 年 3 月まで感染症対策幹として埼玉県庁でマスメディア対応を担って記者と強い信頼関係を築き、2021 年 4 月からは埼玉県春日部保健所長を、2022 年 4 月からは幸手保健所長も兼任されている。リスクコミュニケーションの観点からの解説も踏まえながら紹介しよう。

1　情報を「どこまで公表するか」問題

　2020 年 2 月 1 日、初めて県内で新型コロナウイルス感染症の罹患者が報告されたときから、埼玉県ではブリーフィングを開催していたのだが、田中氏は当初、メインのスポークスパーソンを支える補佐としてそこに出席していた。記者からの質問に分かっている範囲で医学的な説明を行うのが主な役割であった。しかし、その数か月後、前任のスポークスパーソンへの批判が高まったため、田中氏がメインのスポークスパーソンとなった。前任者への批判が高まった理由は、罹患者の個人情報についての記者からの質問に「それは個人情報なので答えられません」と回答したことにあった。

　さて、話を進める前に、個人情報保護に関わる問題について整理しておこう。緊急事態下でリスクに直面している人々がその影響を最小化するための適切な行動をとるためには、自らが置かれている状況を理解しなければならない。このため、少しでも多くの情報を市民に伝えるため

11 章　マスメディアと協力関係を築く

に、新型コロナウイルス感染症パンデミックのような緊急事態下では、マスメディア側の要求も詳細を包み隠さず話すように強くなりがちである。他方で、事業所や学校などの単位で罹患者（陽性者）や濃厚接触者の性別や年代を公表すると、規模の小さいコミュニティでは容易に個人を特定し得ることもあり、差別やスティグマを生みかねない。どのような情報をどこまで公表すべきかについては、事前に議論を行い、社会的な合意を得ておくことがリスクコミュニケーションでは重要である。

　新型コロナウイルス感染症は、2020年1月末に感染症法上は「指定感染症」として定められたが（2021年2月より新型インフルエンザ等感染症へと変更）、報告と公表については、2020年2月27日に「一類感染症が国内で発生した場合における情報の公表に係る基本方針」を参考にするようにとする通知が、厚生労働省より自治体に出された。この方針によると、罹患者の個人情報としては、居住国、年代、性別、居住している都道府県、発症日時は公表してもよいが、氏名、国籍、基礎疾患、職業、居住している市町村については基本的には公表しないとされている。つまり個人が特定されないように配慮するよう呼びかけられていたのだ。ではこの基本方針はどれほど守られていたのだろうか？

　厚生労働省の公表基準で公表しない情報と示されている国籍と職業の公表状況を調べたところ、2020年8月の時点で7割以上の自治体（都道府県や保健所設置市など）が職業を公表しており、国の基準を守っていなかったことが報告されている。記者に質問されるままに、全てを答えてもよいというわけでもないのに、罹患者の特定につながりかねない個人情報を話してしまったスポークスパーソンは多かったようだ。

2　「それは個人情報なので答えられません」の代わりに伝えるべきこと

　話を戻そう。こうした個人情報保護の視点を踏まえると、田中氏の前任者が個人情報にまつわる質問に対して「それは個人情報なので答えら

れません」と回答したその内容自体は間違っていなかったのかもしれない。ただし、記者との信頼関係が構築できず、批判を招いてしまったわけなので、伝え方に問題があったことは否めない。

　こうしたときには、何を、どう伝えればよいのだろうか？　この会見を引き継いだ田中氏の記者との信頼関係構築のきっかけともなったエピソードをご紹介しよう。

　個人情報なので答えられず、「その情報を出したところで個人特定はされないじゃないか」と指摘する記者に対して、田中氏は次のように答えた。

「確かに、全国レベル、埼玉県レベルでは分からないかもしれませんが、町レベルだと、個人が特定されてしまうことがあります。『あの人、コロナになったんじゃない？』といううわさや差別のせいで、住み続けることができなくなったというケースが、実は、過去にありました。患者さんの身近な人は、その情報で個人を特定できてしまうのです。患者さんにとって、一番知られたくない人たちに、感染したことを知られてしまう可能性があるので、お伝えすることはできません。」

　前任者のように「それは個人情報なので答えられません」だけでは、なぜ答えられないのかが記者には理解できない。年齢や市町村情報を聞いたからといって個人特定されないはずなのになぜ隠すのかと矛盾を感じ、記者はその矛盾からさらなる情報を引き出そうとする。記事を書き、場合によっては記事執筆後デスクから却下され書き直すこともある職務をまっとうするためには、記者自身が現状をしっかり把握する必要があるため、記者も必死だ。それなのに「個人情報なので」としか伝えられないと、「隠していることがあるに違いない」と不信感が芽生え、「隠さなければならない理由は何か」と臆測を始めるとともに、不満も高まるのである。それを防ぐためには、田中氏のように、なぜ答えられないのかを、記者がイメージできるように透明性を持たせて伝えることが重要なのである。

田中氏がこのように伝えたことで、記者からも納得が得られ、このときを境に記者との関係性が明らかに変わったという。今では、「私たちはコロナに立ち向かう同志」と言われ、もし公表できないことがあっても、「田中さんが言えないというものは本当に言えないことだから仕方ない」と記者から口にされるようになった。またこうしたやりとりを受けて、罹患者の差別問題についての記事を掲載してくれた新聞もあった。

3　基本は正しく記者に分かるように伝えること

　田中氏がスポークスパーソンとして情報を伝える上で心がけていることがある。それは、「事実を、その解釈の仕方も含め、正しく記者に分かるように伝える」ことである。

　新型コロナウイルス感染症の流行が始まった2020年春、日々の新規陽性者数のみが公表・報道されていて、その数字を見て「前日に比べて、増えた、減った」と、情報の受け手となる市民やそれを報道するテレビのキャスターらが一喜一憂し、毎週月曜日になると、減ったことに喜んでいることに気付いた。そこで、日曜日は多くの検査機関が休みであることから、毎週月曜日は陽性者の確認件数が少なく出る傾向にあることを伝え、1週間前の同じ曜日のコロナ陽性者の確認件数との比較を説明することにした。また、記者全員の質問に丁寧に答え、質問の手が上がらなくなるまで会見を続け、記者の中に疑問点が残らないようにしていたという。

　こうしたリスクについての正確な情報を相手が理解できるように、解釈の仕方とともに伝えることは、リスクコミュニケーションの基本である。そのためには、相手の理解度やどこを誤解しているかを把握した上で、情報提供することが欠かせない。

　実は、批判が生じるのはこの基本ができていないときが多い。これまでに挙げた「個人情報なので答えられない」という言葉足らずな説明

も、日々の新規陽性者数のみを公表し月曜日の数が少ない理由を説明しないのも、正しく相手に分かるような伝え方になってはいない。すると相手は矛盾を感じ臆測を始めたり誤解したりする。そうならないために、説明に透明性を持たせること、他の解釈の余地の無いような表現やイメージできるような伝え方をすることが重要である。

4　記者からの厳しい質問に答えるときの心得

　記者の後ろには市民がいることをくれぐれも忘れてはならない。市民が知りたいことを目の前の記者は代弁しているのだ。

　田中氏は、保健所業務逼迫による自宅療養死が起きた際、埼玉県春日部保健所長として記者会見で説明を行った。こうした事案で、スポークスパーソン（リスク管理者）を待っているのは、厳しい質疑応答である。記者から矢継ぎ早に厳しい質問が飛んできて、回答するだけで精いっぱいで、何を言ったか覚えていないことにもなりかねないほどのタフな時間が待ち構えている。

　実際、田中氏もそうした時間を経験したわけだが、それでも透明性を持って事実を説明し続けた。なぜそれができたかといえば、目の前の記者たちからさらに視野を広げ、マスメディアの後ろにいる、遺族、現在自宅療養中の患者やその家族などを含む市民の存在に気付いたからだ。それにより、事実を正しく伝えなければという気持ちがますます強くなったという。記者からの厳しい質問は全て、遺族や自宅療養中の患者なども知りたいことである。もし記者がその質問をしなければ、その記者の所属する報道機関は後で、市民から「なぜもっと追及しないのか」と苦情を受けることになりかねない。だからこそ、スポークスパーソンは、透明性を持って、事実を正確に相手（記者、市民）に分かるように伝えることが大切で、スポークスパーソンの役割はこれに尽きると田中氏は述べていた。

　ここまでは発表報道への対応を語ってきたが、最後に独自報道への対応、つまり取材を申し込まれたときに覚えておきたいことをまとめておこう。

❶事前準備

　記者から、「この件（ハザード、リスク、現在の対応など）についてご意見を伺いたい」と取材を申し込まれたら、記者と話す前にどのような質問があり得るかを考えて、あらかじめ答えやそれをどう表現するかを検討しておくとよい。

　もし取材日までに時間の余裕があるようであれば、以下のことを聞いておけば、伝えるべき内容やキーメッセージ、どこからどう説明するかを、頭のなかで整理しておくことができるだろう。

・記者が何を知りたいと思っているのか？　どのような質問がされるのか？
・記者はその件についての事前の知識があるのか？　背景について調査をしているか？
・すでに別の人に取材をしたか？　その人は何を話したか？
・そのマスメディアの主な読者／視聴者は誰か？

❷取材中に気を付けたいこと

　取材中、絶対にやってはならないことは、不確実なことや専門外のことなど分からないことを質問されたときに、分かっている振りをして誤った情報を伝えてしまうことである。

　これまでの繰り返しとはなるが、リスク管理者が取材で不確実なことについて質問された場合には、それが不確実であることを述べた上で、

解明のために誰が何をしているか、解明されるまでの間は身を守るために何をしたらよいのか、不確実性を伴う中でどのように意思決定をしているのか（どのような価値に基づいて判断しているのか）、いつごろに解明され解決に向けてどのような見通しを立てているのかなど、意思決定やリスクマネジメントのプロセスを伝えることが重要である。そして専門家であれば、不確実性を伴う中で、どのようにリスクを判断したらよいのか、その考え方の説明が求められる。もし専門家が専門外のことを聞かれた場合には、「専門外なので分かりません」と回答し、もしその質問に答えられそうな別の専門家を知っていたらその人を記者に紹介すれば感謝されるはずだ。

＊

　マスメディアと良好な協力関係が築けるように、マスメディアの特性や記者とのつきあい方などについてまとめてきた。記者そしてその後ろにいる市民に分かるように伝えるためには、「相手が何を知りたいと思っているか」「何を、どこまで理解しているか」の理解が欠かせない。記者からの質問は（仮に厳しい質問が矢継ぎ早に飛んでくるような記者会見の場における質問だったとしても）、記者や市民がどのような情報を必要としているのかを教えてくれるものといえるだろう。
　記者とのつきあいの中でも、一方的な情報提供をするのではなく、リスクコミュニケーションの相互理解や信頼関係構築の姿勢──「互いの立場、意見や反応などを理解し合い、信頼関係を築きあげる」──を忘れないようにしたいものである。

<hr>

文献

1　小俣一平：「発表報道」と「調査報道」：「特別調査報道」の定義とその社会的影響をめぐる一考察．日本放送協会放送文化研究所（編）：NHK 放送文化研究所年報 2010．241-293 頁，NHK 出版，東京，2010
　　https://www.nhk.or.jp/bunken/research/title/year/2010/pdf/006.pdf（2022/9/5 アクセス）

11 章　マスメディアと協力関係を築く

2　蝦名玲子：クライシス・緊急事態リスクコミュニケーション（CERC）：危機下において人々の命と健康を守るための原則と戦略．大修館書店，東京，2020

3　Lundgren RE, et al.：Risk Communication：A Handbook for Communicating Environmental, Safety, and Health Risks, 6th ed. Wiley, Hoboken, NJ, 2018

4　Atkin CK, et al.：A comprehensive analysis of breast cancer news coverage in leading media outlets focusing on environmental risks and prevention. J Health Commun 13：3-19, 2008

5　厚生労働省健康局結核感染症課：一類感染症が国内で発生した場合における情報の公表に係る基本方針．2020 年 2 月 27 日
https://www.mhlw.go.jp/content/000601059.pdf（2022/9/5 アクセス）

6　永井亜貴子，他：地方自治体における COVID-19 感染者に関する情報公表の実態　2020 年 1 月〜8 月の公表内容の分析．日本公衆衛生雑誌 69：554-567, 2022

12章

スティグマに対応する

大災害や原発事故、感染症の大流行などをはじめ、公衆衛生の緊急事態発生時には社会的スティグマが起こりやすい。スティグマの発生により健康上の問題が深刻化し、社会が分断され、事態の管理がより難しくなる可能性があるため慎重な対応が必要だが、このスティグマについてよく知られていないことも多い。

そもそもスティグマとは何か。なぜ起きるのか。スティグマを引き起こさないためにはどうしたらよいのか。スティグマを拡大させないための方法は無いのか。社会的分断を防ぐすべは無いのか。

本章では、こうしたスティグマに対してリスクコミュニケーションの観点からできることを考えていきたい。

1 スティグマとは

1 スティグマがもたらす被害

　そもそもスティグマとは何だろうか。健康という文脈における社会的スティグマとは、ある特徴を持つ個人や集団を、ある特定の疾患と誤って関連付けることを指す[1,2]。新型コロナウイルス感染症のパンデミック下では、罹患者やその治療に当たる医療者、その家族、さらにはクラスターが発生した場所や感染拡大地域などが、差別や誹謗中傷を受けたが、それらがスティグマによる被害である。本書読者の中にもそうした被害にあい、やるせなさや憤り、つらさや悔しさを感じた方々も少なくないだろう。事実、このパンデミック下においては、医療従事者のスティグマへの心理的な負担が、業務負担以上にストレスとなっていたことが報告されている[3]。

　スティグマは、そうした負の烙印を押された人々の心を傷つけるだけではない。感染症では、健康上の問題を深刻化させ、感染症の流行をコントロールすることを難しくする可能性もある[1,2]。自らの感染を疑っても、差別を恐れ、そのことを隠そうとする行動を人々がとると、それは罹患者の健康を損なわせるだけでなく、感染症の流行を抑えることにも支障を来すことになる。加えて、医療機関がスティグマの対象となり、「医療機関は感染リスクの高いところ」と捉えられてしまった場合には、人々は必要な受診であってもそれを控えてしまい、また別の健康問題を引き起こすことにもなるだろう。

　さらにスティグマは、経済的な被害、いわゆる風評被害をもたらすこともある。2011年の福島第一原子力発電所事故により放出された放射線と福島県とが関連付けられ、リスクが低いことが確認された後でも福島県産の生産物が売れず、その状況は理不尽なことに10年以上が経過

した今もなお続いている[4]。

2 なぜスティグマが引き起こされるのか

　ある特定の疾患などと関連付けられた個人や集団を社会から孤立させ、社会の結束を弱めてしまうスティグマが、なぜ緊急事態下で引き起こされるのだろうか？　その理由としては、緊急事態下では恐怖感情が高まりやすくそれにより直感的に高くリスクが認知されること、そして情報処理能力が劇的に低下していることが影響している。

　新型コロナウイルス感染症でスティグマが引き起こされた理由としてWHO は、これが新しくいまだ不明な点が多い疾患であり、また私たち人間には未知のものを恐れる特性があるため、その恐怖を「他者」と関連付けることが容易だからであると分析している[1, 2]。未知のウイルスに対して恐怖感情を抱いている中で「医療機関でクラスターが発生した」と聞いた人が、直感的に医療機関と新型コロナウイルス感染症とを結び付けてしまいそこを避けるようになるのは、恐怖感情の高まりと直感的判断の優位性、情報処理能力の低下により合理的な判断ができなくなることから起こるのだといえよう。

　こうしたスティグマ問題は一筋縄ではいかないが、ここからスティグマを引き起こさないために、そしてスティグマを広げないために、さらには社会的分断を防ぐために、リスクコミュニケーションでは何ができるだろうか。

2 スティグマを引き起こさない

　スティグマを引き起こさないようにするために、具体的に何に考慮したらよいのか。その主なポイントは 3 つある。

1 使う言葉に気を付ける

　まず何よりも大切なポイントは、リスク情報を伝えるときに用いる言葉に対する気遣いと配慮である。WHO は『新型コロナウイルス感染症に関連する社会的差別（スティグマ）について：社会的スティグマの防止と対応ガイド』の中で、人々を尊重しエンパワーする言葉を使用することを推奨している[1, 2]。よい用語例として、「新型コロナウイルス感染症を持っている人」「新型コロナウイルス感染症の治療を受けている人」「新型コロナウイルス感染症から回復している人」「新型コロナウイルス感染症により亡くなった人」「新型コロナウイルス感染症にかかっている可能性のある人」「新型コロナウイルス感染症にかかっていると推定される人」を挙げている。逆に、スティグマを引き起こしかねない表現として、疾患を抱えた人を「新型コロナウイルス感染症の症例」「犠牲者」「新型コロナウイルス感染症の容疑者」「疑い例」と呼んだり、「新型コロナウイルス感染症を伝染させる」「他の人に感染させる」「ウイルスを拡散する」人々、と呼称することを挙げている。
　ここで現在マスメディアでよく用いられている「感染者数」という言葉について考えてみたい。WHO はじめ英語圏では「新型コロナウイルス感染症の確認件数（confirmed cases of COVID-19）」[5] という表現が用いられ、人間とリンクさせない配慮がうかがえる。「感染者数」よりは、厚生労働省などが用いている「陽性者数」の方がよいだろうし、筆者個人的には上記の英語訳や「陽性確認件数」と表記する方が望ましいと考

える。

　ただし、どの用語を使用して伝えるかについては、こうした視点を踏まえて内部関係者間で話し合い、用語案を作成した上で情報の受け手となる人々にフォーカスグループインタビューをしてみて、スティグマの誘発性だけでなく、分かりやすさや伝わりやすさも確認するとよい。つまりリスクコミュニケーションのプロセスを踏むのが望ましいのだ。そうした関係者間の対話を経て用語がかたまったら、多くの人にメッセージを届けるスポークスパーソンや専門家、メディア関係者などの間で共有し、関係者皆がスティグマを引き起こさないような表現ができるように言葉使いを統一しておきたい。

2　リスク認知の低下のために効力感を高める

　次に意識したいのが、リスク認知を低下させることである。リスクを高く認知して起こる恐怖感情がこうしたスティグマを生み出しているので、リスク認知が低まればスティグマも生まれにくくなる。

　恐怖感情を引き起こす可能性のあるリスクについての情報を伝達したり説明したりするときには、その同じタイミングで、そのリスクを最小化するために個人が簡単にできる行動とその効果を伝えることで、効力感を高めることができる。「自分の手には負えない大きなリスク」を「自分でコントロールできるリスク」と捉え直してもらうことで、リスク認知も低下させることができる。1人で簡単にできるリスク軽減行動やその効果を伝え、自己効力感や対応効力感を高めることで、恐怖感情を予防行動へとつなげることができるのである。

3　リスク管理者が信頼される

　リスク認知を低下させるもう1つの方法として、リスク管理者が

「事態を適切に管理できている」と人々に実感してもらうことが挙げられる[6]。リスクマネジメントとリスクコミュニケーションは切り離せないわけだが、人々から危機管理が適切になされていないと思われたり、真実を発信しておらず隠しごとがありそうだと疑われたりしたら、「この組織に任せていて大丈夫だろうか」と不安や恐怖が高まり、リスクを高く認知してしまうのは当然のことである。逆をいえば、事態が適切に対処されていると捉えられ、「大きなリスクだけれども、リスク管理者の手に負える範囲内にある」と認識してもらえれば、高まり過ぎたリスク認知を適切なレベルへと下げることができる。

感染症パンデミックの例でいえば、ワクチンや治療法が開発されていない段階で、「今ワクチンや治療法を開発する努力をしている」と強調してしまわないように気を付けたい。この発言によりリスク管理者たちには感染を止める手だてが無いのだという印象を与え、恐怖を増幅させてしまうからである。こうしたときには代わりに、基本的な感染予防策、感染症の症状といつ医療機関を受診すべきかについて伝えることをWHOでは推奨している[1,2]。

要するに、直感的に「人間の手には負えないほどの大きなリスク」と捉えられてしまったリスク認知を、「自分そしてリスク管理者の手でコントロールできるリスク」として捉え直してもらうことが大切なのだ。それには、個人が簡単にできる効果的なリスク軽減行動を伝えること、適切なリスクマネジメントとリスクコミュニケーションを通してリスク管理者が信用や信頼を獲得することが有効である。

3 スティグマを拡大させない

スティグマを広げないためには、リスクを誇張したりセンセーショナルに伝えたりしないようにすることが必須である[6]。スティグマは一度広がり始めるや否やあっという間に拡大していく傾向があるため、多くの人に情報を伝えるスポークスパーソンを務めるリスク管理者や専門家（科学者）、メディア関係者などは特に、偏った伝え方をしたりリスクを誇張したりすることによる潜在的影響を理解する必要がある。

1 目的は犯人捜しではない

スティグマは、不十分な知識によってさらに悪化する可能性があるため、人々に正しい情報を提供し教育することが重要である。新型コロナウイルス感染症であれば、感染経路や治療方法、予防方法に関する十分な知識をつけてもらわねばならないと WHO のガイドラインでは述べられている[1,2]。感染症を食い止めるのは、恐怖ではなく正しい知識と行動なのだ。そのためにリスクコミュニケーションをとるわけだが、それがどれだけ実行できていただろうか？

わが国では、新型コロナウイルス感染症の流行下において「若者がウイルスを拡散している」という表現や、感染拡大の震源地として「夜の街」というレッテル貼りの表現が飛び交った。こうした「ウイルスを拡散する人々」という表現によって誰かが意図的に伝染させているイメージが生み出されてしまい、それに当てはまった人々が非難を被ることにつながると指摘されている[1,2]。こうした表現は罹患した人に問題がある印象を与え、スティグマを助長してしまう。加えて、罹患してしまった人に対する人々の共感する気持ちも弱めてしまうのだ。

また PCR 検査で陽性と判明した後に県をまたぐ移動をした罹患者の

行動について詳細に報告した記者会見や報道もあったが、そうした個々の罹患者の行動や拡散に対する責任に過度に焦点を当てた報告は、その罹患者を特定しようとする動きにつながりかねず、スティグマを増大させる可能性がある[1,2]ので注意すべきである。

　感染症の場合、その感染がどこから始まりどのように広がっているのかを人々に詳しく伝えたいと思うスポークスパーソンや報道機関の気持ちは分からないでもないが、罹患者への非難はこうしたところが発端となる。インターネット上などで感染拡大の犯人捜しや真偽不明の情報も飛び交うようになり、瞬く間に炎上する。すると、そうした様を見た人々は、非難を恐れて発症しても症状がひどくなるまで検査や治療を控えることにもなりかねず、結果的に感染拡大を助長する恐れも出てくるのだ。

　大切なのは、**何のためにリスクコミュニケーションをとるのか**、常に**目的を意識する**ことだ。

　先述の「若者がウイルスを拡散している」という例でいえば、なぜこれを伝える必要があるのかを考えてみると、その目的は若者に注意喚起し、感染予防策について教育し、予防行動を促すことにあるだろう。であれば、以下のように伝えることで、若者にレッテルを貼ることなく現状を説明し、予防行動を促せるのではないだろうか。

・現状の説明
　「20代の陽性者数が急増しています。新型コロナウイルス感染症にかかっても大半の人が重症化することもなく回復し、中には無症状の人もおり、自身がウイルスを持っていることに気付いていないことも多いというのが、この感染症の特徴です。換気の悪い場所や人混み、互いに手を伸ばしたら届く距離で会話などをする場面（密閉、密集、密接＝三密）で、多くの人が罹患しています。」
・感染経路
　「新型コロナウイルス感染症は、①ウイルスを含むつばなどのしぶきが目、鼻、口に入る、②ウイルスのついた手指で目、鼻、口を触る、

これらの 2 つの経路から感染します」（──若者への注意喚起がなされて
いた流行初期にはエアロゾル感染については感染経路として明示されていな
かったため、ここでも当時にならった例とした）

・対応効力感
「換気の悪い場所や人混み、互いに手を伸ばしたら届く距離で会話な
どをする密接場面を避けることで、感染リスクを減らすことができま
す。」「マスクには、自分のつばなどを拡散したり、他人からのそれが
鼻や口に入ったりすることを防ぐ効果があり、自分と相手の双方がマ
スクを着用することで、ウイルスの吸い込みを 7 割以上抑えること
ができます。また手や指にウイルスがついていても、石けんで 10 秒
もみ洗いし流水で 15 秒すすぐと、ウイルス量は 1/10000 になりま
す。」[7]

・自己効力感
「感染リスクの高い換気の悪い場所や人混み、他人と密接する場を避
けて、マスクを着け、帰宅時や食事前には手洗いをしてください。感
染リスクの高い場所を避け、マスクと手洗いという簡単にできる方法
で、自分自身や家族、そして最も脆弱な人々を守ることができるので
す。」

　情報発信前にこうしたメッセージを作成し、情報を伝えたい 20 代の
人々にフォーカスグループインタビューをし、どのように感じるか（責
められているような気はしないか）、現状や感染経路と予防行動について理
解できたか、この情報が目標達成につながるか（この呼びかけで予防行動
をとる気になるか）を確認し、メッセージの内容や表現を決定するのであ
る。
　また、誤解やうわさがスティグマの一因となる[1,2]ため、情報発信後
のモニタリングでそれらが生じていることを察知したら、迅速に処理す
ることが重要である。

2 情報の全体像を示す

❶ポジティブな結果も見せる

わが国の新型コロナウイルス感染症の公表や報道では、日々の新規陽性者数や死亡者数など感染後のネガティブな結果についての情報だけが伝えられていることが多い。ただ、このようにネガティブな側面に情報が偏っていると、必要以上にリスク認知が高まりかねない。

そうさせないためには、これらに加えて、累計の陽性者数、回復者数（退院または療養解除となった人の数）、死亡者数なども伝えると、全体像が分かりやすくなり、この感染症にかかっても大半が回復していることに気付いてもらいやすくなる。公的機関の発言の裏付けにもなり、最初はリスク管理者の「大半が回復している」という発言が楽観的なように感じ信じられなかった人でも、日々テレビなどで累計の回復者数というポジティブな結果を含む情報が偏りなく伝えられ全体像が分かると、適切にリスクを捉えられるようになるだろう。

❷体験談で実感的な理解を促す

罹患者のナラティブ（物語）を伝える方法は、この感染症の症状や回復までのプロセスについて実感的な理解を促すのに有効である。

情報の受け手と近い特徴（年齢、職業など）の人の、感染から回復までの体験談を伝え、感受性を刺激して適度な恐怖を引き起こすと同時に予防行動を伝えることで、予防への動機付けを促す。そして、仮に感染をしたとしてもそれが死を意味するものではなく、ほとんどの人がこの感染症から回復していること、そして症状がみられたら自分やまわりの人（社会的に脆弱な人々を含む）の安全を守るためにも検査をして早期発見をするのが重要であること、これらの理解の浸透を目指すのだ。

4 社会的分断を防ぐ

　危機は、スティグマや社会的分断を引き起こす――。このことをあらかじめ見越して、最初から人々を巻き込み、思いやりと共感を示すムーブメントを起こすことを図りたい。

❶ニュージーランド首相が国民に伝え続けていた言葉

　ニュージーランドのジャシンダ・アーダーン首相がまさにこのポイントを満たしたコミュニケーションをとっていた。

　首相は新型コロナウイルス感染症のパンデミック初期からニュージーランドを繰り返し「500万人のチーム」と呼び、国民の恐怖や不安について共感している旨を述べた上で、その不安などを解決するための方針を示し、さらに公衆衛生を専門とする医師でもあるアシュリー・ブルームフィールド保健省長官がその方針を裏付ける科学的根拠を、毎日同じ時間に会見で説明し、感染予防行動を促していた[8]。これらは初動期のリスクコミュニケーションの４要素（①共感、②リスクの説明、③行動の促進、④対応の説明）を満たしたものともいえる。こうしたこともあってか、当該政府は他国と比べ、国民からの高い信頼を獲得し、９割近くの国民が政府のコロナ対応を支持していたと報道された[9]。

　そんな首相の公の場での締めくくりの言葉は、いつも「強く、でも優しくいてください」というもので、助け合いや団結の精神を鼓舞し続けていた。感染症の危機が起きたときには、スティグマや社会的分断が起こりやすいことをあらかじめ踏まえた上で、最初からこの言葉を国民に伝え続けていたのだ。国民皆で一丸となって恐怖に打ち勝ち、やさしさを忘れずに思いやりを持ってこの危機を乗り越えていこうとする呼びかけは、思いやりと共感の気運を高めるコミュニケーションといえよう。

❷1人ひとりに社会的分断を防ぐ力があることに気付いてもらう

　住民組織やその他の多様なコミュニティ、マスメディアやインフルエンサー、そして何より国民1人ひとりが、スティグマを防ぎ阻止する重要な役割を担っていることに気付いてもらえるように巻き込むことも重要である[1,2]。その方法の1つとして、正確な事実情報を拡散するように人々に協力してもらうことが挙げられる。こうした呼びかけは、「自分たちは未知のウイルスに恐れおののくだけの無力な存在ではなく、社会に役立つ力、社会的分断を防ぐ力がある」という自己効力感やコントロール感を高めることにもつながる。

❸共感を呼ぶ物語

　社会を団結させるためには、共感を呼ぶ物語、つまり新型コロナウイルス感染症に罹患した人や、クラスターが発生した施設、懸命に治療に当たる医療者などの体験談や苦闘に人間らしさを与えてくれる物語をシェアするとよい[1,2]。

　医療者へのスティグマ対策を例にとろう。一般の人たちは、医療者のストレスや境遇はイメージできないかもしれない。──未知の感染症に関する情報や経験が不足し、さらに普段と異なる環境の中で治療をしたり、家族が不安になったりしている中で勤務を続けること。以前のように家族に仕事の大変さについて話せなかったり、リフレッシュできなかったりすることによるストレス。施設内でクラスターが発生すれば、刻一刻と状況も情報も変化する中で十分な説明が受けられないままにコロナ患者への対応に従事しなくてはならないこと。先の見通しが立たず家族にも会えないまま抱え込まざるを得ない感染への不安。精神的消耗や疲れやすさ、孤立感。入院患者に家族と面会させられなかったこと。自分が感染してしまったことに対する罪悪感。医療機関に勤務しているというだけで、タクシーの乗車を拒否されたり、保育園などに子どもの預かりを拒まれたりする差別。さらには同じ病院で働く職員同士であっても、コロナ病棟で働く職員への差別発言がなされたりする[10]やるせなさ──。

そうした医療者の置かれている境遇やその気持ちを伝え、人々にも広めてもらうのだ。医療者も1人の人間であることに気付き、「精神的にぎりぎりの状況の中で、それでも使命感を持って患者の命を守ってくれているのだ（それなのに差別をして悪かったな。彼らの活躍がむしろありがたいな）」という気持ちが引き出される。「困ったときはお互いさま」という意識がそこで高まる可能性もあり、感染拡大防止のために自分たちにもできる予防行動を徹底しようという動機付けになるかもしれない。

加えて、そうした最前線で働く医療者などに感謝や励ましの気持ちを伝えるキャンペーンを実施するという方法もある[1, 2]。こうした一般市民を巻き込む参加型の取り組みを通して、やさしさの輪がより広がるだろう。

*

ここまでスティグマに対してリスクコミュニケーションの観点からできることをまとめてきた。スティグマや社会的分断を防ぐというと、どこから手をつけてよいのか分からないと思われるが、普段リスク説明をするときに何気なく用いている言葉や伝える内容が、いかにスティグマを引き起こし増大させるきっかけとなりかねないかがお分かりいただけただろう。リスクコミュニケーションの目的を意識し、何をどのように表現して伝えるかは、不本意にスティグマを誘発しないためにも大切なことなのである。

また情報の発信側がいくら気を付けていても緊急事態による恐怖と情報処理能力の低下でスティグマが起こることは珍しくないので、そのことをある程度予測して、社会的結束を促すメッセージを初動の段階から伝え続けることが重要である。

文献

1 WHO：Social stigma associated with COVID-19. A guide to preventing and addressing social stigma. 24 February 2020

https://www.who.int/publications/i/item/social-stigma-associated-with-covid-19 （2022/9/5 アクセス）

2 WHO（著），COVID19 医療翻訳チーム（COVID19-JPN.COM）（訳）：新型コロナウイルス感染症に関連する社会的差別（スティグマ）について：社会的スティグマの防止と対応ガイド．2020 年 2 月 24 日
https://covid19-jpn.com/stigma/（2022/9/5 アクセス）

3 Ramaci T, et al.：Social stigma during COVID-19 and its impact on HCWs outcomes. Sustainability 12：3834, 2020

4 朝日新聞デジタル：福島事故 10 年，続く風評被害に懸念　原子力白書が公表．2021 年 7 月 27 日
https://www.asahi.com/articles/ASP7W66NQP7VULBJ015.html（2022/9/5 アクセス）

5 WHO：WHO Coronavirus（COVID-19）Dashboard.
https://covid19.who.int/（2022/9/5 アクセス）

6 Flynn J, et al.（eds.）：Risk, Media, and Stigma：Understanding Public Challenges to Modern Science and Technology. Earthscan, London, 2001

7 厚生労働省：新型コロナウイルスに関する Q&A（一般の方向け）．3-問 1 感染を予防するために注意することはありますか．心配な場合には，どのように対応すればよいですか．／4-問 1 マスクはどのような効果があるのでしょうか．／4-問 3 新型コロナウイルス感染予防のための手洗いや身の回りのものの消毒・除菌はどのようにしたらよいですか．2022 年 7 月 26 日版
https://www.mhlw.go.jp/stf/seisakunitsuite/bunya/kenkou_iryou/dengue_fever_qa_00001. html（2022/9/5 アクセス）

8 蝦名玲子：人々の信用・信頼を獲得する 6 つの原則：コロナ禍でラブソングを贈られたスポークスパーソン．公衆衛生 85：342-345, 2021

9 1 news：Poll：88% of Kiwis trust Government's coronavirus response, vastly higher than other nations. 8 April 2020
https://www.1news.co.nz/2020/04/08/poll-88-of-kiwis-trust-governments-coronavirus-response-vastly-higher-than-other-nations/（2022/9/5 アクセス）

10 武村雪絵，他：新型コロナウイルス感染症に対応する看護職員の確保及び最適なマネジメント検討に向けた実態調査研究．令和 2 年度厚生労働行政推進調査事業費補助金（厚生労働科学特別研究事業）．厚生労働省，東京，2021
https://mhlw-grants.niph.go.jp/system/files/report_pdf/202006027A-sokatsu_0.pdf（2022/9/5 アクセス）

Part 6

対立しがちな場面での
コミュニケーション

13 章

虚偽情報の処理をする

インターネットやソーシャルメディアの発展と、それに伴う個人の情報の発信・拡散力の飛躍的な高まりにより、新型コロナウイルス感染症のパンデミック下では、正確な情報もそうでない虚偽情報もその両方が増加し、情報の氾濫ともいえる情報過多状態（インフォデミック）が起きた。正確な情報を見極めるのが難しくなったのと同時に社会的混乱を引き起こし、緊急時対応の妨げとなりかねないばかりかスティグマを起こすこともあった。

感染症パンデミックに限らず、その他の緊急事態においても、こうしたインフォデミックは起こるだろう。正しい情報に基づく意思決定や対応の妨げとなるため、虚偽情報に対応することがリスク管理者や専門家（医療者）には求められるが、インフォデミックへの対応はどのようにすればよいだろうか。

本章では、インフォデミックの定義やその弊害、人が陰謀論などに傾倒してしまう理由、虚偽情報を信じる相手と一対一で向き合う方法や、一対マスで対応する方法について考えていこう。また情報の受け手となる市民が虚偽情報を安易に信じ、拡散してしまわないためには、市民1人ひとりが健康情報を入手・理解し、評価して活用できるスキル（ヘルスリテラシー）を高めておかねばならない。それに必要な教育のポイントも紹介する。

1 インフォデミック

1 インフォデミックとは

「私たちは単にエピデミックとだけ戦っているわけではなく、インフォデミックとも戦っているのです。」[1]

　新型コロナウイルス感染症が世界中で広まっていく中、この感染症についての情報も指数関数的に拡大していった。その情報伝達力は 1 世紀前のスペイン風邪流行時の約 150 万倍に達しているという試算もある[2]。科学的根拠に基づく正しい情報だけでなくそうではない虚偽情報も増え、情報が氾濫する状態となったのだが、この情報の過多状態を「インフォデミック」と呼ぶ。これは「information」［情報］と「epidemic」［エピデミック＝感染症などの急増と流行］から成る造語である[3]。この言葉は 2003 年の SARS 流行の際に一部の専門家間で使われていた[4]が、世界に周知されたきっかけは、冒頭に挙げた新型コロナウイルス感染症の流行下の 2020 年 2 月に開催されたミュンヘン安全保障会議でのテドロス・アダノム WHO 事務局長の発言だろう[1]。フェイクニュースがウイルスよりも速く簡単に広がっている事態を指してこう述べたのだ。

2 虚偽情報には誤情報と偽情報がある

　虚偽情報には 2 種類ある[5]。
　1 つ目が、「誤情報（misinformation）」と呼ばれる、検証されていないうわさなど他者を誤解させることを意図していない人々が共有する虚偽

情報である。ここには悪意などはなく、この情報を他者に伝えることで役立ててもらえるだろうといった共感により広まる。

　2つ目が、「偽情報（disinformation）」と呼ばれる、悪意を持って故意に作成・配布された虚偽情報のことである。デマという言葉もよく使われるが、これは本来のデマゴギーという意味合いであれば偽情報を指すだろうし、うわさといった意味合いであれば誤情報となる。誤情報と偽情報とでは対応が変わるため、本書では語の分別ができないデマという言葉は使わないでおく。

　誤情報と偽情報の割合はどれくらいのものなのだろうか？　新型コロナウイルス感染症のパンデミック宣言前後から 2020 年 4 月までのオンラインプラットフォームで広まっている 87 か国 25 言語の虚偽情報を 2,311 件確認したところ、その内訳は 89% がうわさ、7.8% が陰謀論、3.5% がスティグマであったことが報告されている[5]。悪意の無いうわさが大半ならよいのではないかと思われるかもしれないが、そういうわけにはいかない。誤情報は有害になることもあるのだ。世界に目を向けると、イランでは高濃度のアルコール摂取が体内を消毒し新型コロナウイルスを殺すという誤情報を信じ、治療法としてメタノールを飲む市民が続出し、1 か月強の間に 700 人以上が死亡したことが報道されていた[6,7]。わが国でも、2011 年の福島第一原子力発電所事故後、放射線予防のためとしてヨウ素を含んだ一般市販薬のうがい薬を飲むとよいといううわさが流れたことが思い出されるが、そこに悪意がなくても誤った情報は人々の命や健康を危険にさらしかねないのである。

3　インフォデミックがもたらす弊害

　こうした情報の過多状態のもとでは、正確で科学的根拠に基づく公衆衛生の情報やアドバイスを識別することが難しくなると WHO により指摘されている[8]。実際、わが国の総務省が 2020 年 5 月に行った新型コロナウイルス感染症に関する情報流通調査によると、間違った情報や誤

解を招く情報を見た約 77% の人に真偽を判断できていない傾向がみられ、約 36% の人がそうした情報を拡散・共有したことがあると回答している[9]。

　また虚偽情報は正確な情報よりも急速に広がりやすいため、社会的混乱を引き起こし緊急時対応の妨げとなりかねないばかりか、スティグマを引き起こすこともある[8]。先の新型コロナウイルス感染症のパンデミック宣言前後から 2020 年 4 月までのオンラインプラットフォームで広まった虚偽情報の調査で、わが国ではスティグマがうわさよりも多く広まっていたことが確認されている[6]。振り返るとこの時期というのは、ちょうど医療従事者や医療機関へのスティグマもひどかったころだ。虚偽情報がスティグマや受診控えなどを引き起こすことを私たちは身をもって体験した。

　さらにインフォデミックがメンタルヘルスに害を及ぼす可能性も示唆されている[10]。虚偽情報は市民の間に根拠の無い恐怖や混乱を生み、メンタルヘルスを害する可能性がある。実際にソーシャルメディアにおいて多くの市民が恐怖や心配、イライラ、不安などのネガティブな感情を表現していたという[8]。

　インターネットやソーシャルメディアの発展と、それに伴う個人の情報の発信・拡散力の飛躍的な高まりが今後も続くことが予測される中、こうした弊害をもたらすインフォデミックへの対応が、リスク管理者や専門家には急速に求められるようになっている。

　氾濫するうわさや陰謀論などの虚偽情報への対応は難しい。それは、虚偽情報を信じ込ませるインターネットメディアならではの情報流通の特徴と、私たち人間の特性が複雑に絡み合っているためである。まずは、これに関連する特性の代表的なものをリストアップしていこう。

1　フィルターバブル

　利用者の見たい情報が優先的に表示され、そうでない情報が遮断されるという「フィルター」機能のせいで、自分の考え方や価値観が「バブル（泡）」の中に孤立してしまう情報環境を指す[ ]。テレビのように本人が見る番組を選択することなく、アルゴリズムの判断によりその人にとって好ましいとされた情報が勝手に表示されるため、そこに表示された情報がどれほど偏向しているのかを本人は気付けず、またその状態を避けようにも避けにくいという問題がある。

2　エコーチェンバー

　自分と似た興味・関心を持つ人たちが集まるソーシャルメディアで、意見を発信すると自分と似た意見が返ってくるという、まるで「反響室（echo chamber）」の中にいるかのような現象を指す[ ]。SNS内では似た価値観や境遇の人同士がフォローし合うことが多いが、それにより同じ言説を多数目にするようになる。すると実際の真偽とは関係なく、人は

その情報こそが真実だと思い込んでしまうようになる[12]。また、価値観や思想の似た人同士で共感し合うことで、特定の意見や考えが増幅する。社会の大多数の人には怪しげな情報でも、その空間にいる人たちは「みんなが言っているから正しいに違いない」と錯覚しやすくなるのだ。

3 　サイバーカスケード

　同じ思考や主義主張を持つ人同士がつながり、その閉鎖的な環境で討議が行われるうちに、意見が特定の方向に先鋭化し、排他的な集団を形成する現象のことである[13]。人々がインターネット上のある一つの意見に流されていき、それが最終的には大きな流れになる様が「段々滝（cascade）」のようだというのが語源である。短期間で開発された新型コロナワクチンについて不安や懸念を抱いていた人が、ソーシャルメディアでは同じ思いを持つ人と簡単に出会い、安心して自分の気持ちを表現し合える。日々交流していくうちに段々熱を帯びてきて大きな集団となり過激化していくというのが一例である。

4 　確証バイアス

　無意識のうちに自分の意見や仮説を支持するような情報を優先的に探すという人間の認知的傾向のこと[14]。つまり、自分にとって都合の良い情報ばかりを集めてしまい、反証する情報を無視したり集めようとしなかったりする認知のゆがみである。

　ワクチンに懐疑的な人が、「予防のために接種した方がいい」という行政や家族の意見を軽視し、ネット上の「ワクチンは危険」という情報を集め、確信を強めていくのがこれに当たる。

3　虚偽情報を信じる相手と一対一で向き合う

　うわさや陰謀論に対して科学的に正しいとされる情報を伝えても、納得してもらえない、信じてもらえないという事態がなぜ起きるのかが、ここまでで分かっていただけたと思う。

　では、虚偽情報を信じている相手と日常的に向き合うことも多い医療者は、こうした事態にどのように対応したらよいのだろうか？

1　共感的な関与

❶論破は解決につながらない

　情報を伝えても納得してもらえず、虚偽情報から抜け出せないのは、相手の世界観を理解せずに、こちら（専門家）が正しいと思う情報を押し付けている場合であることが多い。「それはデマですね」と一刀両断して信頼関係など築けるはずがない。自分たちが正しいと思い込まずに、互いの世界観を翻訳し、理解し合えるように対話することが重要である。

　相手の言葉に耳を傾けてみると、恐怖感情や状況をコントロールしたいという願望、虚偽情報を信じるに至った経緯や懸念、そして公的機関が出している情報で改善すべき点（内容や表現方法など）などが見えてくるだろう。

　リスクコミュニケーションは「どちらがより正しいのかを明らかにする」ために行うものではない。仮に論破ができて、その結果相手が沈黙したとしても、大抵それでは問題は解決しないからだ。先ほど述べた通り、人間には「確証バイアス」があるため、議論が終わった後で、その人は再び自分の信じる情報を集め始め、SNSでより活発な意見交換を行うようになるかもしれない。また、論破の際にその人が「見下され

た」と感じたら、心理的リアクタンスが起き、さらに躍起になってその傾向を強めるだろう。相手が信じている情報を虚偽と決めつけ、否定し論破することは得策ではないのだ。

❷共感的に関与する

ではどうすればよいのか。それは、虚偽情報を信じている相手に共感的に関わり、相手の話に耳を傾けることだ。これを共感的関与と言い、虚偽情報に対抗するときにいかせる可能性があることが示唆されている[15]。少しその流れを見てみよう。まずはこちらからは「どこでその情報を得られましたか？」「ご家族や周りの人も同じ意見をお持ちですか？」と相手の置かれている状況や気持ちを理解しようとする姿勢で質問を繰り返す。次に、その返答を基に「なぜ分かってくれないのかと悲しくなるのですね」と相手の感情を理解していることを伝えながら関わっていく。すると相手は「この医療者は私の気持ちを分かっている」と感じ、心を開いて話しやすくなるばかりか、周りに理解されないことへの苦悩や孤独感も癒やされる。虚偽情報を信じる相手に対するこうした共感的関与は基本姿勢として押さえておきたい。

❸情報提供は情報をある程度把握してから

共感的に関わり話を引き出していくと、なぜ相手が虚偽情報を信じるに至ったのかその経緯が見えてくる。……得体の知れない感染症にかかるのが怖かった。最初は厚生労働省のウェブサイトを毎日チェックしていた。しかし毎日見ていても自分の欲しい情報は出てこない。不安と不満からSNSで情報を検索するようになり、とある発信者に共感を覚えた。そのチャット欄では活発に意見交換がなされていて、なるほどと納得でき、そのコミュニティに対して仲間意識のようなものが芽生えていった。外部の人には分からなくても、私たちだけは真実を知っていると思うようになった……。こうした背景や経緯をある程度把握してからが始まりである。

ある程度理解できたタイミングで初めてこちら側の情報を伝える。ま

ずは「私が理解している内容をお伝えさせていただいてよろしいでしょうか？」と同意の確認を取る。相手からの同意を得られたら科学的根拠に基づく情報を丁寧に伝えていく。このとき、こちらから伝える情報に対する相手の気持ちや反応を確認することを忘れてはならない。発言を聞いて相手の考えをまた確認し、またこちらから伝え、相互理解を目指していくのだ。もし行政で働く読者がこうした対話を行い、結果、「行政のウェブサイトには相手のニーズを満たす情報が掲載されていなかったために SNS を検索し始めた」ということが分かったならば、対話を終えた後に市民のニーズを満たす内容の掲載を検討するとよいだろう。

4 相手の抵抗を最小限にするための 情報交換スキル「EPE」

1 引き出すことから始めると 抵抗を最小限にすることができる

　ここで紹介するのは、相手からの抵抗を最小限にするための情報交換スキルとして知られる「EPE」である。「EPE」は、Elicit、Provide、Elicit という 3 つの動詞の頭文字から成る[16, 17]（実は前項の流れはこの EPE を用いたものである）。

　まず Elicit（引き出す）から始める。「新型コロナワクチンについて知っていることを教えてください」という具合に、まずは相手の知っていることを引き出す。

　次に Provide（情報を提供する）である。「私が理解している内容をお伝えしてもよいですか？」と同意を得てから、ここまでで引き出した相手の情報を踏まえた情報提供を行う。相手が必要としている情報や、専門家として相手に伝えておくべきと考える情報や見解を中心に提供するのである。あくまで意思決定を支援するために、相手の自律性を尊重して情報を伝える姿勢をとる。

　情報提供後は、もう一度 Elicit（引き出す）を行う。情報を提供したら、「今の話を聞いてどう感じましたか？」と再度意見を引き出し、相手の反応——表情などを含めて——や理解度を確認するのである。

　相手が有している情報を引き出すことから始め、情報提供をし、また相手からの情報を引き出すというように EPE を繰り返すことで、相手の理解度や状況に合致した情報を交換することができるようになる。また、毎回相手の思いや感情を確認しながら受け止める方法をとるため、結果的に相手への尊重の気持ちを示すことにもなる。こうしたスキルの

実行によって、相手の抵抗を最小限に抑えることが可能となる。

2　誤解の発見や誤解を解くことにも役立つ

　相手の理解度や状況を確認しながら情報提供する方法は、誤解の発見や誤解を解くことにも役立つだろう。偽情報を信じているのではなく、実は、ニュースを見てその内容を単純に誤解している人や、その誤解した人が発する情報を信じてしまっている人が数多くいることも事実だ。「ワクチンを接種したらコロナになる」と言う人になぜそう思うのか尋ねてみたら、ワクチン接種直後に新型コロナウイルス感染症にかかった有名人がいたというニュースを見て、「ワクチンが原因でかかった」と思い込んだというケースもある。その場合にはこのように説明してみよう。「ワクチン接種後、抗体を構築するのに日数を要します。つまり、ワクチン接種の直後であれば、感染し、発症する可能性があるということです。これは、ワクチンが身を守るための役割を果たすのに十分な時間がなかったために起こります」。ワクチンが効果を発揮するまでには一定の時間がかかることを説明するだけで、事実をすんなり納得してくれることが多い。

　もしそれでも納得が得られず、情報提供後の Elicit（引き出す）によって、相手の中で前後関係と因果関係の混同が起きていることが分かったとする。であれば、ワクチン接種が予定されていたのにその直前に感染してしまった人の話をしてみて、相手がどう思うか、また反応を確認する[14]という具合に、EPE を繰り返すのだ。

5 「自分で決めた」という思いを強める 面談スキル「OARS」

　相手から情報を引き出し意思決定を支えていく中で、「自分の意思で決めた」という確信を強めることができれば、決定したことへのモチベーションが長続きする。そこで「OARS」という面談スキルも紹介しておこう。OARSとは、Open questions、Affirmation、Reflective listening、Summarizeの頭文字をとったものである[16-18]。先ほどのEPEのように順番が決まっているわけではないので、こちらは対話の中で臨機応変に用いるとよい。

1　OARS のステップ

❶Open questions（開かれた質問）

　「はい」「いいえ」以外の自由な答え方を引き出すための聞き方である。開かれた質問をすることで、相手の視点から質問者は語るようになり、より能動的で主体的な反応を引き出すことができる。

例）「どこでその情報を得られましたか？」

❷Affirmation（是認）

　過去の成功や現在の努力、人間性などを認め、将来の希望を強化する方法である。対話の最中、相手の発言を尊重し、認めながら聞き返して確認していく。人間は自分のことを認めてくれる相手のことを好意的に感じ、「関わりたい」「話したい」と思うものである。また肯定されることで相手は安心し、自信や力が湧いてくる。

例）「いろいろなところから情報を集められているのですね」

❸Reflective listening（振り返りの傾聴）

　相手の話を鏡に映すようにして耳を傾ける方法である。相手の言葉を繰り返す、相手の言いたいことを強調する、相手の言いたいことを別の視点から言い換える、などのやり方をとる。

例）相手「ワクチンを接種すると、取り返しのつかないことになるかもしれない」

　　医療者「取り返しのつかないこと？／深刻な副反応が出るのではないかと心配なのですね」

❹Summarize（要約）

　それまでの相手の発言の中から言葉を選んで、要約しながら聞き返す方法である。要約は、理解を共有する側面だけでなく、状況を整理して冷静に見つめ直す助けにもなる。また結果的に相手の気持ちをくみ取る効果もあり、「分かってもらえた」と感じさせることができる。

例）「接種後の死亡事例が多く、そのほとんどが因果関係不明で救済措置もとられていないから接種しない方がいいと思う反面、高齢の親に会う前に接種しなくて本当にいいのかなと迷う気持ちもあるのですね」

　こうした OARS のスキルを使うと、「〜をしたい」「〜しないといけない」といった合理的な意思決定や行動変容への動機付けのきっかけとなる言葉が、相手の口から自然と引き出される。意思決定をしていく中でこうした言葉を口にするうちに、人は「これは自分の意思で決めたんだ」という思いを強くするようになる。それを促すのがこの OARS なのだ。

2　誤情報の対抗にも活用できる動機付け面接

　実は、OARS もその前に紹介した EPE も、動機付け面接という方法

論で用いられる戦略的スキルである[16, 17]。**動機付け面接とは、変化のための動機付けは対象者本人の中にあるという考えのもと、それを引き出していく面接方法**である。専門家が一方的に情報提供し相手に行動変容を強いるのではなく、相手の話をよく聞き、相手の価値観や自律性を尊重し、変わりたい方向や変化のために具体的に何が必要かを一緒に考えていくのがこの方法の特徴である[18]。

　この動機付け面接は、相手が2つの相反する気持ちの葛藤の中にいることを理解した上で行われる。「変わりたい気持ちも、変わりたくない気持ちもある」（こうした相反する感情を持つ性質を「両価性」と呼ぶ）人物を前にして、その相手の「変わりたい」方向に向かう言葉を増やして、合理的な意思決定と行動変容へと促していくのである。この動機付け面接は、禁煙支援や保健指導の場面などでよく用いられているが、誤情報に対抗するときにもいかせることが研究によって示唆されているのだ[15]。

　陰謀論などを盲信している人は別として、迷いのあるレベルの人であれば、「公的機関や専門家が言うように重症化リスクの高い高齢の親と会う前に新型コロナワクチンを接種しなくてもよいのかな」と思うものの、「ワクチンを打ったら終わり」と偽情報発信者のコミュニティ内で話されている言説も無視できず、内面には相反した矛盾する感情を抱いていることが多い。動機付け面接では、そうした矛盾に気付かないふりをしながら、前述のスキルを用いながら相手の言葉をそのまま使って聞き返していくことで、相手自身の中に矛盾があることに気付かせ、変化についての語りを導く。実はこの**「矛盾を広げる」**ことは動機付け面接の原則の1つなのだが、これ以外の原則として、**「共感する」「相手と対立関係にならない」「抵抗をうまくかわしながら本人にとって良い方向に変化できるように力を添え情報に基づく意思決定につなげていく」「自己効力感を高めていく」**が挙げられる。これらの原則を踏まえた対話は、虚偽情報を流している情報源よりも信頼を得て、合理的な意思決定を促すためには必要となるだろう。

　虚偽情報を信じる人に対してこの言葉さえ言えばよいという画期的な

対話法というものは存在しない。共感的に関わり、相手の話に耳を傾け情報を引き出すこと、相手の情報を踏まえてこちらも情報を伝えることで互いの情報を理解し合う。そうした対話を通して、「これでいいのかな」と思う相手の中の矛盾を広げること、その矛盾を解決するために「ネットコミュニティの情報よりもこの医療者の情報を信じよう」と信頼してもらうこと。このプロセスを踏む以外にはないのではなかろうか。

6　マスに向けて虚偽情報の処理をする

　これら虚偽情報の処理には、マスレベルでの関与も欠かせない。そこで、虚偽情報の処理について米国 CDC による戦略を概説しよう[5]。

　まず最初に、ソーシャルメディアやマスメディアのモニタリングを通して、コミュニティ内で広まっている誤情報の分析を行う。各プラットフォームからデータを収集し、とあるトピックに関するオンラインディスカッション、トレンド、人々の感情を追跡し、正確な情報と虚偽情報の状況や、ある特定のコミュニティの懸念や態度を理解するのだ（これをソーシャルリスニングと呼ぶ）[19]。

　次に、そのコミュニティの人々の認識や専門家とのギャップ、情報の空白（彼らの必要とする情報を伝えていないという状況など）、誤情報を特定した上で、彼らの疑問に答える正確で明確な情報を作成し、それをウェブサイトやソーシャルメディア、その他健康情報を探すときに利用している伝達経路を用いて伝える。また、その情報を彼らが信頼している筋から伝達してもらうのである。

　また、インターネットやソーシャルメディアの事業者と連携して、標的となる情報を検索した際に、最初に公的機関によるサイトが表示されるようにする。これも人々を虚偽情報ではなく、信頼性の高い情報に導くための方法のひとつである。

　では次からは実際に虚偽情報について言及する際のコツを紹介したい。

1　虚偽情報の処理をする 4 つのプロセス

　国際連合児童基金（United Nations Children's Fund；UNICEF）のガイドラインでは、虚偽情報を処理する際に「事実（Fact）」「警告（Warning）」「誤謬（Fallacy）」「事実（Fact）」の順で処理することが提唱されており[20]、

米国 CDC もこの提言を引用している[5]。このプロセスに補足説明を加えながら解説しよう。各段階の文章例は CDC によるものを引用した[5]。

❶事実（Fact）

まずは事実のみを伝える。このときに、虚偽情報を先に述べてそれに対比させるかたちで事実を伝えないことが重要である。その理由は、処理流暢性の部分でも前述した通り、繰り返し目にした情報をなじみ深く感じ真実に思えてくる特性が、私たち人間にはあるためだ。研究でも、誤った情報が繰り返されることで、時間の経過に伴い、誤った信念を逆に強めてしまうことが確認されている[21]。このため、「新型コロナワクチンは、新型コロナウイルスに感染させるものではありません」と事実のみを伝えるのがここでのコツとなる。

❷警告（Warning）

次に、虚偽情報や誤解を招くように用いられている戦略を目にするであろうことを先制的に警告しておく。虚偽情報を 1 回だけ示し、この情報を目にするかもしれないが、それが誤りであることを明示するのだ。こうした警告を事前にしておくことで、後に虚偽情報と接したときの抵抗力となり（まるで予防接種の抗体のように）、人々が目にした情報を安易に信じてしまうのを防ぐことができる。

❸誤謬（Fallacy）

発信者が虚偽情報を意図的に拡散しているか否かによって対応は変わる。他人を誤解させる意図が無い場合（つまり誤情報への対応の場合）、なぜ誤解されたのか理由を説明する。例えば「一部の人々は、新型コロナワクチンが新型コロナウイルス感染症にかからせると言っていますが、それは事実ではありません。ワクチン接種後に気分が悪くなるかもしれませんが、それはあなたの体が新型コロナウイルスに対する抗体を作っている兆候です」と説明する。

一方で悪質な相手が意図的に誤った情報を作成し、拡散している場合

もある。このような偽情報への対応の場合には、次の戦略が推奨されている。

・発信者が市民を欺くために使用している策略を周知する
・発信者の信頼を損なわせる
・発信者が採用している誤解を招く策略を強調する
・発信者によって隠された課題を明らかにする

　新型コロナワクチンに関する偽情報の作者がどれだけの利益を得ているかを伝えた報道[22]を目にしたことがあるが、こうした報道は偽情報の発信者の信頼を損なわせる効果を持つ。ちなみに、偽情報が作られる動機は、主にお金、イデオロギー（思想や政治的信念）、自分の過去の主張などとの整合性の保持、エゴ（自我や自己承認欲求）の4つがあるとされている[23]。

❹事実（Fact）

　事実を繰り返す。このときには虚偽情報の代わりとなる正しい情報を、より記憶に残りやすいかたちで伝えることがコツとなる。「新型コロナワクチンは新型コロナウイルス感染症にかからせるものではありません。このワクチンは、免疫システムに新型コロナウイルス感染症の原因となるウイルスを認識させて戦うように教えるものです。その過程で、発熱などの症状を引き起こすことがありますが、これらの症状は正常であり、体が新型コロナウイルス感染症を引き起こすウイルスに対する抗体を作っているサインです」。事実を繰り返した上で、ワクチンについての正しい情報を分かりやすく伝えるのだ。

2　虚偽情報以上に人の心を引きつけるためのコツ

　虚偽情報を処理するだけでなく、そもそもそうした情報源よりも人々

の心をつかみ、頼りにされる情報源になることも重要である。

　虚偽情報を広めている人は、公的機関による情報よりもより感情的に共感しやすい価値観やライフスタイルを巧みに利用している[20]。例えばワクチンであれば、「ワクチンを打ったら流産する、不妊になる、子どもが自閉症になる」など、妊娠、出産や子どもの健康など注意を引きやすく、感情が揺さぶられやすいナラティブを用いて、視覚的にも分かりやすい形で情報を発信していることが多い。

　反面教師的ではあるが、私たちもこうした共感しやすい情報提供を見習った方がよい。情報が氾濫する中でも大切な情報であると人々に識別してもらうためには直感に働きかけなくてはならないこと、そしてナラティブが事実のみの記述より理解しやすく、そうした脳にとっての情報処理の容易さが説得力を高めることについて述べたが、虚偽情報を広めている人はまさにこれを利用しているのだ。またナラティブを用いることで、心理的リアクタンス（反発）が生じにくいことも確認されている[24]。ワクチンを接種して流産しないか不安を感じている妊婦が行政のホームページを検索したときに、ワクチンを接種した妊婦としなかった妊婦との流産率に差が無いことを示すデータとともに、妊娠中にワクチンを接種したからこそ感染することもなく元気な赤ちゃんが出産できた体験談が掲載されていると、懸念の解消につながり、心理的反発を覚えることなく情報源として頼りにしてもらえることになろう。

　人々のニーズに合った情報を伝えること、情報処理しやすいように分かりやすい情報を繰り返すこと、視覚に訴えること、ナラティブを伝えること、これらの重要性を本書を通して繰り返し述べてきたが、実はこれらこそが、虚偽情報を流しているソースよりも情報源として信頼されるためになすべきこととして推奨されている[20]。これらに留意した情報提供を意識したい。

7 平時に市民のヘルスリテラシーの教育をしておく

　ここまで情報発信側が虚偽情報への対応としてできることを述べてきたが、情報の受け手側となる市民も、虚偽情報を目にしたときにすぐに信じるのではなく、各自が情報の真偽を評価した上で、適切に意思決定するすべを身につけておくことも欠かせない。この健康情報を入手・理解し、評価して活用できるスキルのことを「ヘルスリテラシー」と呼ぶ[25]。

　インフォデミックが起きている中で、ヘルスリテラシーの低い人は新型コロナウイルスに関連した情報において混乱が多いこと[26]、またインターネット上の健康情報に特化したeヘルスリテラシーが高いと新型コロナウイルス感染症の知識も高く予防行動もとりやすく、陰謀論を信じにくいことが報告されている[27]。さらにインターネットメディアやソーシャルメディアの双方向性にも対応した能力も含むデジタルヘルスリテラシーが低い場合は、情報の虚偽を認識できず、誤・偽情報を信じたり、それらの情報の拡散に寄与したりすることと関係しているという[28]。

　目にした虚偽情報を安易に信じたり、むやみな虚偽情報の拡散を防いだりするために、情報の受け手となる市民に対して、インフォデミックが起きる前の平時からこのヘルスリテラシーの教育をしておくことが重要であろう。ここで、人々が情報を評価できるようになるために、そして適切な意思決定ができるようになるために教育しておきたい内容を2つ紹介する。

❶情報の真偽を評価する5つのチェックポイント「か・ち・も・な・い」

　多くの国々で、人々がネット上の情報が信頼に値するか否かを評価で

きるようになるためのチェックリストが開発されている。その１つが
「AAOCC（accuracy, authority, objectivity, currency, coverage）」である。わ
が国では、この順序を語呂がよいように入れ替えた「か・ち・も・な・
い」[25] というチェックリストが、聖路加国際大学の中山和弘教授により
開発されている。

か：書いたのは誰か＝権威性（authority）：所属・資格や専門的な能力が
　　明確か
ち：違う情報と比べたか＝範囲（coverage）：他の情報との違いは何か
も：元ネタ（根拠）は何か＝正確性（accuracy）：十分な証拠が含まれて
　　いるか
な：何のための情報か＝客観性（objectivity）：広告や商業目的のためで
　　はないか
い：いつの情報か＝最新性（currency）：作成時期や更新頻度はどうか

　止めどなくあふれる情報の中で、目にした情報をただやみくもに信じ
てしまう人々を減らすためには、この「か・ち・も・な・い」の視点か
ら評価することの重要性を教育しておくことは有効であろう。

❷適切な意思決定をするために踏むべき４つのプロセス
　情報に基づく意思決定をするためにどのようなプロセスを踏むとよい
のかを、一般の人々が知っておくことも大切なことだ。医療者と患者が
一緒になって情報に基づいた意思決定をすることを「シェアード・ディ
シジョン・メイキング（shared decision making）」と呼ぶが、これを達成
するには、４つの要素が不可欠とされている。その４つの要素を基に作
成された質問項目[26] に一部加筆をしたものが以下である。

1. 選べる選択肢が全てそろっているか確認する
2. 各選択肢のメリットを知る
3. 各選択肢のデメリットを知る

4. 各選択肢のメリットとデメリットを比較し、自分の価値観、好みや
   希望とも照らし合わせて決める

　リスクについてのエビデンスが十分でなく、政府やマスメディアの情
報がまだ安定していない緊急事態下では、市民1人ひとりがさまざま
な意思決定をしなくてはならない[25]。上記を「適切な意思決定をするた
めに踏むべき4つのプロセス」として、平時から教育を行っておくと
よいだろう。

＊

　本章では、個人とマスに対して、虚偽情報をいかに処理すればよいの
かを考えてきたが、いずれの場合においても、「虚偽情報を流す情報源
よりもこの医療者/公的機関の情報を信じよう」と信頼してもらえるこ
と、これに勝るものはない。ここで紹介した方法論などもうまく活用し
ながら、信頼を獲得していきたい。
　また目にした虚偽情報を安易に信じたり、むやみな虚偽情報の拡散を
防いだりするためには、情報の受け手となる市民に対して、インフォデ
ミックが起きる前の平時からヘルスリテラシーの教育も行い、虚偽情報
を見抜き意思決定をする力を養っておくことが何よりも望まれる。

文献

1　WHO：WHO Director-General. Speeches. Munich Security Conference. 15 February 2020
　 https://www.who.int/director-general/speeches/detail/munich-security-conference
　 （2022/9/5 アクセス）
2　矢守亜夕美，他：1世紀で150万倍に増大した情報伝達力：情報の急速な伝染「インフォデ
　 ミック」とは．デロイト　トーマツ，東京，2020
　 https://www2.deloitte.com/jp/ja/pages/strategy/articles/cbs/information-epidemic.html
　 （2022/9/5 アクセス）
3　WHO：1st WHO Infodemiology Conference. 2020
　 https://www.who.int/news-room/events/detail/2020/06/30/default-calendar/1st-who-
　 infodemiology-conference （2020/10/12 アクセス）

4 Rothkopf DJ：SARS also spurs an 'information epidemic'. Newsday. 14 May 2003
   https://www.proquest.com/docview/279705520（2020/12/20 アクセス）
5 CDC：How to Address COVID-19 Vaccine Misinformation. 3 November 2021
   https://www.cdc.gov/vaccines/covid-19/health-departments/addressing-vaccine-misinformation.html（2022/9/5 アクセス）
6 Islam MS, et al.：COVID-19-related infodemic and its impact on public health：a global social media analysis. Am J Trop Med Hyg 103：1621-1629, 2020
7 Al Jazeera：Iran：Over 700 dead after drinking alcohol to cure coronavirus. 27 April 2020
   https://www.aljazeera.com/news/2020/4/27/iran-over-700-dead-after-drinking-alcohol-to-cure-coronavirus（2022/9/5 アクセス）
8 WHO：Working together to tackle the "infodemic". 2020 年 6 月 29 日
   https://www.who.int/europe/news/item/29-06-2020-working-together-to-tackle-the-infodemic-(2022/9/5 アクセス)
9 総務省総合通信基盤局電気通信事業部消費者行政第二課：新型コロナウイルス感染症に関する情報流通調査. 2020 年 6 月
   https://www.soumu.go.jp/main_content/000693280.pdf（2022/9/5 アクセス）
10 Gao J, et al.：Mental health problems and social media exposure during COVID-19 outbreak. PLoS One 15：e0231924, 2020
11 イーライ・パリサー（著），井口耕二（訳）：閉じこもるインターネット—グーグル・パーソナライズ・民主主義. 早川書房，東京，2012
12 Schwarz, N, et al.：Making the truth stick & the myths fade：lessons from cognitive psychology. Behavioral Science & Policy 2：85-95, 2016
13 キャス・サンスティーン（著），石川幸憲（訳）：インターネットは民主主義の敵か. 毎日新聞社，2003
14 Nickerson RS：Confirmation Bias：A Ubiquitous Phenomenon in Many Guises. Rev Gen Psychol 2：175-220, 1998
15 Scales D, et al.：The Covid-19 infodemic — applying the epidemiologic model to counter misinformation. N Engl J Med 385：678-681, 2021
16 ウイリアム・R. ミラー，他（著），松島義博，他（訳）：動機づけ面接法 基礎・実践編. 星和書店，東京，2007
17 北田雅子：来談者のやる気を引き出す協働的な面談スタイル：動機づけ面接の魅力. 日保健医療行動会誌 31：46-51, 2016
18 蝦名玲子：「生き抜く力の育て方」：逆境を成長につなげるために. 大修館書店，東京，2016
19 CDC：COVID-19 Vaccine Confidence Rapid Community Assessment Guide. October 2021
   https://www.cdc.gov/vaccines/covid-19/vaccinate-with-confidence/rca-guide/downloads/CDC-RCA-Guide-2021-508.pdf（2022/9/5 アクセス）
20 United Nations Children's Fund（UNICEF）：VACCINE MISINFORMATION MANAGEMENT FIELD GUIDE：Guidance for addressing a global infodemic and fostering demand for immunization. December, 2020
   https://www.unicef.org/mena/reports/vaccine-misinformation-management-field-guide

（2022/9/5 アクセス）

21 Pluviano S, et al.：Misinformation lingers in memory：failure of three pro-vaccination strategies. PLoS One 12：e0181640, 2017

22 読売新聞オンライン：「医師の発言」で接種不安拡散，有料サロンで誤情報…［虚実のはざま］第 4 部　深まる断絶〈3〉．2021 年 9 月 12 日
https://www.yomiuri.co.jp/national/20210912-OYT1T50076/（2022/9/5 アクセス）

23 Epstein EJ：How America Lost its Secrets：Edward Snowden, the Man and the Theft. Alfred A. Knopf, New York, 2017

24 Reynolds-Tylus T：Psychological reactance and persuasive health communication：a review of the literature. Front Commun（Lausanne）4：56, 2019 doi:10.3389/fcomm.2019.00056

25 中山和弘：健康の社会的決定要因としてのヘルスリテラシー．日健教会誌 30：172-179, 2022

26 Okan O, et al.：Coronavirus-related health literacy：a cross-sectional study in adults during the COVID-19 infodemic in Germany. Int J Environ Res Public Health 17：5503, 2020

27 An L, et al.：Relationship between coronavirus-related eHealth literacy and COVID-19 knowledge, attitudes, and practices among US adults：web-based survey study. J Med Internet Res 23：e25042, 2021

28 宮脇梨奈：COVID-19 パンデミック下におけるインターネットとソーシャルメディアの影響．日健教会誌 30：156-162, 2022

14 章

患者や患者家族と
リスクについて対話する

医療現場で接する患者は、緊急事態のリスクに対して脆弱であり、リスクやリスク回避／軽減行動については特に正しく理解してもらう必要がある。ただ、リスクについて「何を」「どこまで」話せばよいのか、その線引きは難しく悩ましい。また患者の中には、認知機能の衰えや認知症を抱えた方もおり、限定的な理解しかできない人もいる。患者家族に理解と協力を求める場面も多々存在する。

そこで本章では、患者がリスクについて理解しているか否かを確認する方法や対話の仕方、限定的な理解しかできない患者とのコミュニケーションや、患者家族へのリスク説明の仕方と協力を得る方法について考えていきたい。

1 患者の理解度を確認した上で 正確な理解に導く「teach back」

　英国の国民保健サービス（National Health Service；NHS）では、患者の
ヘルスリテラシーを高める取り組みとして、「teach back（教え返して）」
というコミュニケーションのテクニックを用いて患者教育をしている[1]。
「teach back」とは、医療者から受けた病気の説明や治療方針などの内
容について、患者自身の言葉で説明し直してもらう方法である。医療者
からの説明を受けた後「分かりましたか？」と質問すると、よく分かっ
ていなくても「はい」と答えてしまう患者は多い。そんな分かったふり
をしてしまう患者に本当に理解してもらうためのテクニックが、この
「teach back」である。
　これは、緊急事態により高まったリスクやそのリスクを回避・軽減す
る行動について確実な理解を促すときにも有用である。リスク説明をし
た後に、患者に次のように質問をするのだ。

「私が説明した内容をご家族にも伝えるとしたら、どのようにお話しさ
れますか」

　このようなかたちで質問すると、患者がテストされているような気分
にならず、話をしやすくなることが報告されている[2]。患者自身の口か
ら理解した内容を説明してもらえば、どこまで正しく理解できているか
を確認することができる。もしどこか誤解している部分があればそこを
訂正するとよい。この方法により正しい理解へ導けるだろう。

重症化リスクの高い患者に何をどこまで話すべきか

　新型コロナウイルス感染症の流行下では、高齢者や肥満者、基礎疾患のある患者など重症化リスクの高い人々が早い段階で示されていた。重症化するリスクの高い患者とは、できる限り事前にリスクについて話し合っておきたいが、その際、どこまで言うべきで、どのように伝えればよいのだろうか。また、相手に高リスク者である自覚が無い場合、こうした話題はセンシティブなものになってしまうし、ただ率直に伝えればよい情報でもなく難しい。

1　重症化リスクの高い患者との対話ツール

　米国の研究機関アリアドネ・ラボ（米国ブリガム・アンド・ウィメンズ病院とハーバード大学Ｔ・Ｈ・チャン公衆衛生大学院の共同センター）では、高リスク者に対して新型コロナウイルス感染症に罹患し、会話ができない状態になったときに備えることを推奨していた。その際の、医療者‒患者間のコミュニケーション対応に役立つ実践ガイドとして「新型コロナウイルス感染症対応ツールキット」が開発されている。

　本ツールキットの対話は、①開始、②評価、③共有、④探求、⑤クロージングという５つのフェーズに分かれている。その実例が参考動画としてキットの中で紹介されている。ここから少しその動画の抜粋をテキストに起こして対話の流れをつかんでみたい。対話に出てくるガルシア氏は70代の男性、慢性閉塞性肺疾患と糖尿病の基礎疾患を持つ喫煙者で、もし新型コロナウイルス感染症にかかってしまったら、その重症化リスクが高くなることが見込まれる外来患者である。動画は、オンライン診療の場という設定となっている。各フェーズの会話のポイント

となる必ず話しておきたい部分を強調した。

❶開始
医療者「新型コロナウイルス感染症が流行し、怖い時期ですよね。最善の治療を提供するために、ガルシアさんにとって重要なことを話し合いたいと思いますが、よろしいですか？」

ガルシアさん「はい」

❷評価
医療者「もしガルシアさんがこの感染症に感染したら、健康にどう影響すると思いますか？」

ガルシア氏「私のような高齢者は、かかったら重症化すると聞いています」

医療者「そうですか。感染しないように今されていることはありますか？」

ガルシア氏「スーパーや薬局などには、必要最低限しか外出しないようにしています。あと、晴れている日は散歩をしますが、そのときもマスクをして人とは距離をとるようにしています」

医療者「しっかり感染対策をされていますね。ガルシアさんが感染した場合、ガルシアさんの健康にどう影響するか、私の考えを共有させていただいてもよろしいですか？」

ガルシアさん「お願いします」

❸共有
医療者「新型コロナウイルス感染症に感染したほとんどの人は、自力で回復します。しかし、ご高齢で、ガルシアさんのような健康問題のある方は、重症化してしまい、生存できないかもしれません。私たちが使っている呼吸器などの治療法はうまくいかないかもしれず、うまくいったとしても、回復できるかは確かではありません」

（休止し、感情的反応をみる）

ガルシア氏「……それが私に当てはまるというのですか？」

医療者「驚かれたようですね」

ガルシア氏「えぇ。そりゃあ、驚きますよ……先生は、私が感染すると思いますか？」

医療者「私はガルシアさんが感染しないことを心から望んでいます。ただ、万が一に備えておくことは重要です」

ガルシア氏「そうですね」

医療者「ガルシアさんの病状や年齢を考えると、感染した場合に重症化し、自分で話すことができなくなる可能性があるので、そうした場合に備えて、ガルシアさんにとって何が重要になるかについて一緒に考えたいと思います。」

ガルシア氏（うなずく）

❹探求

医療者「もし重症化し、会話ができなくなった場合に、私のような医療者やご家族が知っておくべき、最も重要なことは何ですか？」

ガルシア氏「私は苦しむような治療はしたくないです」

医療者：「ガルシアさんにとって苦しむとは、どういう姿をイメージされていますか？」

ガルシア氏「父のような姿……父は肺がんで、見ているのもつらいほど本当に苦しい経験をして……」

医療者「おつらい経験をされましたね。そうなったときの一番のご心配事は何ですか？」

ガルシア氏「妻のことですね。家のことや、お金のことなど、今は一緒にやっていますが、もし私が死んだら彼女が1人でやらないといけない。それは大変なことだなと」

医療者「そうですね。考えると、気が重くなりますよね。ガルシアさんにとって、非常に重要で、それなしでは生きることが想像できない必要不可欠な能力は何ですか？」

ガルシア氏「体が動くことですね。さっきお話ししたように散歩をし

たり、2階建ての家に住んでいますが、2階に行ったりですかね。あとは、家族といることです。一緒にテレビを見たり、ゲームをしたり、音楽を聞いたり。ささいなことのように聞こえますが、私にとっては大きな意味を持つものなのです」

医療者「分かります。大切ですよね……。人によっては、人工呼吸器や心肺蘇生術（CPR）が助けにならないばかりか苦しみをもたらすと考え、重症化しても、そうした治療法をしない決定をされる方がいます。ガルシアさんの場合、希望する治療法や逆に希望しない治療法について考えたことがありますか？」

ガルシア氏「酸素マスクなどはいいですが、父を見てきたので、喉に管を差し込むようなことはしたくないですね」

医療者「分かりました。ご家族は、こうしたあなたの優先事項やご希望についてどれくらいご存じですか？」

ガルシア氏「あまり。多分、妻はなんとなくは分かっていると思いますが、こんな感じでしっかり話し合ったことはありません」

❺クロージング

医療者「こうしたことは、話しにくいと思います。ただ同時に、こうした会話はあなたが病気になったときに、私たちがガルシアさんにとって最も重要なことを尊重したケアを確実に提供するのに役立ちます」

ガルシア氏「分かりました」

医療者「ガルシアさんにとって、治療により必要以上に苦しむことがないこと、そしてご家族とともに日常を過ごすことが重要であることを理解しました。この情報をご家族と共有して、ガルシアさんが話せなくなったときには、ご家族がガルシアさんのために話せるようにしておくことが重要です。ガルシアさんがご自身で意思決定できないときに、ガルシアさんが信頼している方が代わりにできるように、医療委任状を書いておくことをお勧めします」（他に推奨行動がある場合にはそれも伝える）

ガルシア氏「今まで考えてもみませんでしたが、言われてみると、確かにそうですね」

医療者「私たち全員にとって不確実な時期ですが、私たちはこうした会話を通してガルシアさんとご家族を助けるためにできる限りのことをします」

ガルシア氏「分かりました。ありがとうございます」

　患者に共感的な姿勢を保ちつつ、医療者は感染リスクや予防行動についての理解度、そして感染症対策の程度（予防行動の実践度）を評価していく。その上で、会話ができない状態になったときに備え、希望や懸念、意思決定に必要な情報を引き出し、事前に話し合っておくのだ。これにより、患者の意思疎通ができない状態になっても家族や医療者が、患者本人の代わりに患者本人が望む、患者本人にとってよりよい治療の選択をし、提供できる。また、この会話のやりとりには動機付け面接のスキルが用いられており、その点でも参考になる。

2　患者ともしものときに備えた対話をする理由

　もしものときに備えた患者との対話は、次の3点から重要だと考えられる。

❶患者本人が望む医療を提供するため

　もしものときのために、患者本人が望む医療やケアについて前もって考え、家族や医療・ケアチームらと繰り返し話し合い、共有する取り組みのことを「人生会議（Advance Care Planning；ACP）」[4] と呼ぶが、パンデミック下ではこうした活動が特に重要となる。

　終末期でもない高齢者や基礎疾患を持つ人全員に対してここまで踏み込むのは難しいと思われるかもしれない。しかし、感染後に症状が急激に悪化し、家族が24時間以内に延命治療の決断を強いられる場面や、

病院から家族に高齢だから延命治療は諦めてほしいという旨の連絡があったことが報道されていた[5, 6]。こうした現実を踏まえると、事前に話し合い、患者の気持ちを理解しておくことの意味は大きい。いつ、誰が感染するか分からず、罹患者の急増による医療崩壊も起きているような緊急事態下では、重症化するリスクの高い人やその家族も交えて希望や懸念について事前に話し合っておくことが、医療者には求められるのではないだろうか。

❷「命の選択」という医療者の重責を減らすため

事前に患者の希望を把握しておく対話は、医療者のメンタルを守る側面もある。新型コロナウイルス感染者の治療に当たる医療者は、限られた医療資源をどこに使うか、いわゆる「命の選択」の決断が求められた[5]。現場の精神的負担を少しでも減らすために、かかりつけ医や高齢者施設の職員などは事前に重症化リスクの高い患者やその家族と話し合い、意向を聞いておく。そして罹患者を受け入れている病院と連携し、入院直後に患者や家族の意向を伝えられるようにしておくことで、そうした現場の精神的負担も少しは減らせるだろう。

❸「あいまいな喪失」を防ぐため

遺族の悲嘆のプロセスにおいても重要な意味を持つ。新型コロナウイルス感染症による死は、その性質上、遺体との最期の別れ（面会）ができなかった。これは遺族にとっては「あいまいな喪失」となる。あいまいな喪失とは、親密な関係において経験される喪失のうち、存在と不在をめぐる不確実性が伴う喪失のことで、長期にわたって悲嘆のプロセスを凍結するものである[7]。感染し、急の入院を余儀なくされ、願いかなわず亡くなってしまい遺体との対面もできなければ、遺族がその死を受け止めることは到底できない。パンデミック下では誰でも感染する可能性があるからこそ、対話によってもしものときに備えた心づもりをしておくことが重要であり、その意味を伝え促すのが、医療者の役割である。

認知機能が低下している人に
リスクについて理解してもらう

　重症化するリスクの高い高齢者や基礎疾患を持っている人たちとは、本来であれば、事前にリスクについての情報や意見の交換をしておきたいが、現実ではなかなかそうはいかない。というのもそうした人の中には、認知機能の衰えや認知症を発症している方が一定数いるためだ。彼らにとって、新型コロナウイルス感染症が流行する状況や感染症対策、環境や生活の変化を理解することは難しい。対応次第では、施設の医療者に対して「自分をバイキン扱いしている」「自由を奪って何かされるのではないか」と疑いを持ち、そうした混乱によって認知症の行動や心理面の周辺症状（BPSD）の出現、悪化がもたらされることも報告されている。

　そこで、認知機能の衰えや障害がある人たちへのリスクコミュニケーションについて考えていきたい。なおここで紹介する事例は、一般社団法人日本医療面接訓練評価センター：JaMITAC（代表理事：黒岩かをる氏）が高齢者施設で働く医療者にヒアリングを実施して得られたものである。

1　事前準備としてのナラティブの把握

　現状についての情報をその人のナラティブから事前に知り得た体験とつなげると、リスクへの理解が得られやすくなる。第二次世界大戦時に戦友が結核により亡くなった体験をされた高齢者男性に対し、その体験を踏まえ、「今、結核みたいなのが流行っているから、この部屋の中にいた方が安心ですよ」と伝えると納得して、自室にいてくれたという。相手に認知機能の衰えや認知症があっても、リスクコミュニケーション

のポイントは変わらない。高齢者施設の現場で実践されたこの事例を、リスクコミュニケーションのポイントに当てはめると、次のようになる。

- 情報の受け手となる人を事前に理解する
  →事前にナラティブを理解しておくと、感染症に対する相手の世界観の理解につながる
- 例を出して実感としてリスクをイメージさせる
  →「感染症」「新型コロナウイルス感染症」という言葉を理解できない認知症患者に対しては、「結核」という過去の体験から感染症の怖さがイメージできる例を用いることが「伝わるリスク説明」となる。

　ナラティブの把握は、個別性が高く質の高いケアを提供するのに役立つことから、近年浸透してきているが、緊急事態におけるリスクコミュニケーションの事前準備となる可能性も秘めている。

2　安心感をもたらす肯定的な表現

　認知症患者を混乱させないためには安心感を与えることが欠かせない。安心感をもたらすには、禁止・制限につながる否定的な表現（〜しないでください）を使わずに、できる限り肯定的な表現を心がけたい。「感染予防のため部屋から出ないでください」という禁止命令がなされると、言われた側は、閉じ込められるようなイメージを持ち、恐怖や焦り、不安などのネガティブな感情が高まる。しかしここで「特別にお部屋を用意しました。トイレもあるし食事もここにお持ちします」と伝えれば、安心感を与えることができるだろう。

　印刷所の社長だったとある男性への対応事例を紹介しよう。ある施設では室内で退屈することなく、ステイルーム行動をとり続けてもらうための工夫としてこの男性に大量の紙を渡したという。そうすると現役時

代の習慣から、紙をピシッとそろえる作業をし続けてくれるからである。そして、食事の時間がきたら「社長、おつかれさまです。お昼を持ってきました」と声をかけると、「おう、ごくろうさん」と応答し、そのまま自室で食事を済ませてくれたという。肯定的な表現をし、うまくステイルーム行動へとつなげた事例だが、ここでもナラティブの事前把握が生きていることに気付く。

3　望ましい行動へと方向付ける

　ステイルーム行動をとってもらいたいのに、自室にいるのを嫌がり、部屋の外に出て歩き回ろうとする入居者がいた場合に、強引に閉じ込めようとすると対立は免れず、その入居者に反発されたり恐怖や不安が高まり認知症やBPSDの悪化につながったりするだろう。そうさせないために、ある施設では他の入居者とかち合わないように配慮しつつ、施設内のホールを歩かせていた。冬であれば、換気用に少しだけ開けていた窓を広めに開けておくと、冷たい風が入ってきてすぐに大変寒くなる。そのタイミングで、「寒いでしょう。暖かい部屋に戻りましょう」と話しかけると、素直に自室に戻ってくれたという。望ましい行動がとれるようにいかに直感や本能に働きかけるかは現場の腕の見せどころだ。

＊

　認知症の症状が悪化すると、こうした方法では歯が立たなくなるかもしれない。しかし、緊急事態がもたらす変化に対する認知症患者の不安や混乱などを減らし、リスクについて少しでも分かる部分を増やし、リスクを最小限にする行動の促進に、これらの現場の経験からの学びを役立てたい。

4 面会禁止時にお見舞いに来る家族への リスク説明

　最後に患者家族とのコミュニケーションについて紹介する。新型コロナウイルス感染症の流行下では、感染症対策として入院患者への面会禁止措置がとられていた。脆弱な入院患者を守るために致し方ない事情を理解し協力してくれる家族もいれば、そうでない家族もいた。協力してくれない家族には、どのように説明したらよいのだろうか。

1 協力を得るための話法

　協力を得るための話法として覚えておきたいのは、まず共感から始めること、それからアサーションである。アサーションとは、自分の気持ちや考えを相手に正直に伝えるけれども相手のことも配慮する、自分も相手も尊重した表現のことである。ポイントは、感情的にならずに事情を伝え、相手の気持ちになって「相手ができそうな行動」をとってもらえないか、相談するイメージで提案することにある[9]。できる限り主語が「私は」になるように意識しよう。「どうしてあなたは分かってくれないのですか」などと主語を「あなたは」にしてしまうと、相談的な提案ではなく批判や詰問めいてしまうからだ。

　これらのポイントを踏まえつつ具体的なケースを見ていこう。面会禁止のポスターを掲示しているのにもかかわらず、院内に入ってきてしまう患者家族Aさんへの対応である。

❶共感を言葉で示す

　「お母さまに会いたいですよね。心配なお気持ちはよく分かります」とまずAさんに共感を伝え、寄り添いの気持ちを示す。ここで「当院

では面会禁止です。ポスターの指示に従ってください」などと一方的に伝えてしまうと、対立関係が構築されて相手の不満が高まり、協力が得られなくなる。

②感情的にならずに事情を伝える

「新型コロナウイルス感染症が怖いのは、この感染症が無症状のうちから感染力があるという点です。症状がなくてもウイルスを持っていたり、ウイルスが付着していたりすることは珍しいことではなく、それに気付かずに面会されると、入院患者さんの感染リスクが高まります。免疫力の低下している患者さんが感染してしまうと亡くなるリスクも高まります。Aさんのお母さまを含め、今当院では患者さんの命を守るため感染症対策を徹底しています。面会禁止の措置もその1つです」。ここでは落ち着いた物腰で事情を丁寧に説明することが必要とされる。

③相談するイメージで提案する、互恵性規範に訴える

「患者さんの命を守るため私たちも務めを果たしますので、Aさんにもご協力いただけたら（私は）ありがたいのですが。よろしくお願いします」と相談するイメージで（「私は」が主語になるように意識して）提案を行う。

このときに、「私たちも務めを果たすので、Aさんにもご協力をいただけたら」と互恵性規範に訴える表現にすることで、より協力が得られやすくなる。互恵性規範とは、親切な行為（favor）に対して同様のお返しをしなければならないという規範のことで[10]、これが社会的迷惑行為の抑制効果があることが実証されている[11]。「がんばってもらっているのだから、私も協力しないと」と思う性質を私たち人間は持っているのだ。

2 「できること」を一緒に伝える

　面会ができないと伝えるだけではなく「できること」を一緒に伝えると、よりよい関係性の構築につながり、指示にも快く従ってくれるだろう[12]。受付にきた家族に、入院患者とテレビ電話ができるタブレットを渡し、「面会はかないませんが、このタブレットを使うと、お顔を見てお話しいただけます。お話ししていかれませんか？」と提案すれば、家族は応じてくれるかもしれない。またこうした機会をうまく使って、患者家族と面会制限のあり方について話し合う場を設け、家族の心情や希望を聞き、「できること」を家族と一緒に考えられるとなおよい。地域の感染状況、人材やインフラが異なるため一概には言えないが、感染症の流行時は感染管理を徹底しながら、どこまで入院患者や施設利用者、家族の思いに寄り添い、人とのつながりを切断することなく QOL を守れるかを探求し続けたいものである。

　実際に今回のパンデミック下では多くの病院や福祉施設でさまざまな工夫がみられた。最期のときに家族の希望に沿ってテレビ電話での付き添いを可能とし、呼吸が弱くなっていく中、家族は画面越しにお別れの言葉をかけ、死亡確認も立ち会ったケースもあれば[12]、終末期の患者は面会可としている施設や、新型コロナウイルス感染症への理解が深まった時期からは感染後重症化し死期が迫った罹患者にも家族を直接会わせる取り組みを開始した病院もあった[13]。

　唯一の解があるわけではない中で、感染管理をしながらも、面会という「患者と家族とがつながれる場」を守るために関係者が集まり、悩みながらも意思決定がなされていた。こうしたリスクマネジメントをめぐる意思決定のプロセスや医療・福祉施設の職員の思いが患者や家族に伝わると、信頼関係が構築される。これこそがリスクコミュニケーションの要だといえる。

文献

1 蝦名玲子：英国ヘルスリテラシーグループ議長へのインタビュー：ヘルスリテラシー向上の
ための仕組みと取り組み．公衆衛生 82：780-783, 2018

2 阪本直人：医療機関におけるヘルスリテラシーに着目した取り組み．福田洋，他（編著）：
ヘルスリテラシー：健康教育の新しいキーワード．141-152 頁，大修館書店，東京，2016

3 Ariadne Labs：Serious Illness Care Program COVID-19 Response Toolkit. 9 June 2020
https://covid19.ariadnelabs.org/serious-illness-care-program-covid-19-response-toolkit/
（2022/9/5 アクセス）

4 厚生労働省：「人生会議」してみませんか．
https://www.mhlw.go.jp/stf/newpage_02783.html（2022/9/5 アクセス）

5 クローズアップ現代：新型コロナウイルス "第三波" 迫られる "命の選択"．NHK，2020 年
12 月 3 日
https://www.nhk.or.jp/gendai/articles/4491/（2022/9/5 アクセス）

6 富家孝：「命の選別」が始まったコロナ緊急事態……高齢だから治療を諦めるよう求められ
たら！読売新聞，2021 年 4 月 30 日　https://yomidr.yomiuri.co.jp/article/20210428-OYTET
50020/（2022/9/5 アクセス）

7 ポーリン・ボス（著），南山浩二（訳）：「さよなら」のない別れ　別れのない「さよなら」：
あいまいな喪失．学文社，東京，2005

8 東京都健康長寿医療センター：認知症患者における新型コロナウイルス感染対策とケアマ
ニュアル．2021 年 1 月
https://www.ncgg.go.jp/zaitakusuishin/ninchisho/documents/tmghig.pdf（2022/9/5 アクセ
ス）

9 蝦名玲子：「生き抜く力の育て方」：逆境を成長につなげるために．大修館書店，東京，
2016

10 Gouldner AW：The norm of reciprocity：a preliminary statement. Am Sociol Rev 25：
161-178, 1960

11 油尾聡子，他：送り手との互恵性規範の形成による社会的迷惑行為の抑制効果：情報源の明
確な感謝メッセージに着目して．社会心理学研究 28：32-40, 2012

12 岡本宗一郎，他：With コロナ時代にオンライン面会の推進を．医学界新聞，医学書院，
2020 年 6 月 29 日
https://www.igaku-shoin.co.jp/paper/archive/y2020/PA03377_04（2022/9/5 アクセス）

13 news23："最期の別れ" 防護服越しの涙「ありがとう」，コロナ対応病院．TBS テレビ，
2021 年 7 月 21 日
https://www.youtube.com/watch?v=NO7QJ2629EY（2022/9/5 アクセス）

おわりに

　筆者は、この20年にわたり、ヘルスコミュニケーションやリスクコミュニケーションの専門家として、官公庁から医療機関、保健医療専門職団体や企業に至るまで様々な組織で講演やコンサルティングを提供してきた。そのなかで伝え続けていることがある。それは、ヘルス・リスクコミュニケーションには、「科学」と「アート」が不可欠であるということだ。心理学や行動科学、社会科学などの研究や理論を知っておくことで、緊急事態下での厳しい制約の中、実践すべきリスクコミュニケーションの糸口が見えてくる。このため本書の大半はリスクコミュニケーションの「科学」について言葉を費やしてきた。

　しかし、「科学」では、人の心は開けない。心に響くヘルス・リスクコミュニケーションには、相手との感情のつながりをもたらすその人ならではの要素＝「アート」も必要となる。そこで最後に「アート」について、筆者の半生を振り返りながら考えたい。

　私が初めて公衆衛生の緊急事態を体験したのは、1995年の阪神・淡路大震災である。当時、米国のミシガン州立大学に留学しており、両親が神戸市内に暮らしていた。地震直後、機転を利かせた母親が私に国際電話をかけてきた。「今、地震があったのだけど、私たちは無事だから心配しないで。テレビでは被害について報道されていないけど、体験したことのない揺れだったから伝えておこうと思って」。このとき私は内心大げさだなぁと思ったものだった。「神戸は地震がないから安心」という当時の通説を私も信じ込んでいたからだ。しかし、すぐに米国でも連日、神戸の震災のニュースが流れるようになった。徐々に明らかになる被害の大きさや同時多発火災、液状化現象などの二次災害の映像を見て、急いで電話をかけ直したときにはすでに電話回線が不通となっており、その状態は1週間以上、続いた。まだインターネット普及率も低く、携帯電話を持つ人も少

なかった時代である。私は固定電話とテレビの前から離れることができず、全ての講義を欠席した。地震直後の母親からの電話があっても、あれほど心配になったのだから、もしもあの電話がなければパニック状態に陥っていたと思う。緊急事態下のコミュニケーションに「迅速さ」や「情報システム」が重要であることを、身をもって実感した出来事であった。

その後、大学院に進んだ私は、本書でも紹介した EPPM 理論を開発されたキム・ウィッティ教授に師事した。今から 25 年前、ヘルスコミュニケーションやリスクコミュニケーションの学問体系が構築され始めた時期に、CDC のエキスパートコンサルタントも務められていた教授のおかげで本分野の発展の歴史を肌で感じられた。そんな日々は刺激的であるとともに、帰国したら、本分野を日本に広めようと使命感を抱いた。

卒業後、帰国し、いくつかの国公立の研究所に勤めたのち起業した私は、クロアチアで旧ユーゴ紛争生存者の研究や支援活動を開始した。戦争体験のない、異なる文化圏から来た、異なる言語を話す私が、なぜクロアチアの人々からの信頼を得て、インタビュー調査や支援活動を遂行できたのかといえば、それは互いに通じる感情を抱いた体験があったからだと思う。阪神・淡路大震災のときに私が感じた、家族と連絡がとれず先の見通しがつかない不安、被災現場にいなかったことへの罪悪感、同期生の死に対する悲しみや命が簡単に失われることへの虚しさ……。これらの感情を、父親や兄弟が徴兵されたために家族が四散したクロアチアの避難女性たちも体験していた。だからこそ、私に戦争体験がなくても彼女たちに自然と共感でき、また計算ではない、そうしたにじみ出るものに対して彼女たちも心を開いてくれたように感じた。これが「アート」の重要性を実感した私の最初の体験である。

公衆衛生の緊急事態におけるリスクコミュニケーションは、この 25 年で、ずいぶんと進化した。本分野は、緊急事態のたびに新たな教訓を得て、進化し続けるものである。現場で対応されている読者の皆さんといつか、そうした学びについて「科学」と「アート」の両方の側面から語り合い、今後の改善にいかしたい。そして本書がそのときの対話のきっかけとなれば、著者としてこんな光栄なことはない。

筆者の原点となる旧ユーゴ紛争生存者研究をご指導くださった東京大学

大学院健康社会学分野（当時）の山崎喜比古先生、ヘルス・リスクコミュニケーション学についてご指導くださったミシガン州立大学大学院コミュニケーション学分野のキム・ウィッティ先生にあらためて感謝を申し上げたい。

　ここ数年は新型コロナウイルス感染症パンデミックをきっかけに、多くの方々との出会いがあった。振り返れば、2020年10月、前著『クライシス・緊急事態リスクコミュニケーション（CERC）—危機下において人々の命と健康を守るための原則と戦略』（大修館書店）刊行に際し、対策の真っ只中にあった政府分科会 会長の尾身茂先生から推薦を頂戴した。またダイヤモンド・プリンセス号のアウトブレイクが落ち着いてから、当時厚生労働副大臣として対応の指揮をとられた橋本岳衆議院議員から今後のコミュニケーション体制について専門家としてのヒアリングを要請された。もちろんその間にも、そして今も現在進行形で、行政から企業や大学に至るまで本当にさまざまな現場でお声がけいただき、多くの方とリスクコミュニケーションについて一緒に考える機会をいただいている。対応を振り返り、学びを得て、改善し続けるという緊急事態下のリスクコミュニケーションは、間違いなくわが国でその萌芽を見せつつある。これまでの出会い、その全てが本書執筆の力強い後押しとなったことは間違いない。紙幅の都合で大変恐縮だが、それらの方々には、感謝の表明として別に謝辞を設けさせていただいた。

　本書は月刊専門誌『公衆衛生』に書いていた連載の原稿をもとに新たに書き下ろしたものであるが、緊急事態下のリスクコミュニケーションをさらに広めるため、書籍にまとめることを快諾してくださった本誌編集委員の先生方に御礼を申し上げたい。そして医学書院の三橋輝氏がいなければ、本書は誕生しなかった。情熱をもって素晴らしい編集をしていただき、言葉では言いあらわせないくらい深謝している。

　最後に本書を最後まで読んでくださったあなたへ、心からの感謝の気持ちを込めて。

2022年8月

蝦名玲子

謝 辞

　本書は多くの方々のご協力を得て完成することができた。特に以下の方々に感謝の意を表したい（順不同）。

国立感染症研究所感染症危機管理研究センターの齋藤智也センター長
三重大学医学部附属病院救命救急センターの今井寛センター長
岩手県県南広域振興局保健福祉環境技監兼奥州・一関保健所の仲本光一所長
埼玉県春日部・幸手保健所の田中良明所長
京都大学大学院健康情報学分野の中山健夫教授
札幌医科大学保健医療学部の上田泉教授
東北大学大学院微生物学分野の押谷仁教授
大東文化大学スポーツ・健康科学部の中島一敏教授
聖路加国際大学大学院看護情報学分野の中山和弘教授
東京大学医科学研究所公共政策研究分野の武藤香織教授
青森大学社会学部の竹林正樹客員教授
青森県立保健大学健康科学部の小山達也助教
野村證券健康保険組合の岡田結生子氏
碧南市健康を守る会会長兼医療法人従天会の山中寛紀理事長
幸手市・杉戸町地域ケア拠点菜のはな（東埼玉総合病院）の中野智紀室長
熊本県訪問看護ステーション連絡協議会管理者会の木村浩美代表
一般社団法人日本医療面接訓練評価センター（JaMITAC）の黒岩かをる代表
　　理事と高藤悦子氏
一般社団法人災害復旧復興支援機構の久保勇人代表理事

索 引

●索引用語の配列は、まず各索引用語の頭文字によって、和文、欧文に振り分け、配列は原則として、和文索引では五十音順、欧文索引では ABC 順によった。
●ページ数の色字は主要な説明のある箇所を示す。

蝦名玲子
Ryoko EBINA, PhD.

グローバルヘルスコミュニケーションズ代表。
健康リスクコミュニケーション学者。博士（保健学）。

1997 年米国ミシガン州立大学卒業後、ミシガン州立大学大学院にて修士号（コミュニケーション学）、東京大学大学院にて博士号（保健学）を取得。日本公衆衛生学会認定専門家。
国立医療・病院管理研究所（現国立保健医療科学院）等、複数の医学系研究所で勤務後、2002 年にグローバルヘルスコミュニケーションズを設立。20 年にわたり、ヘルスコミュニケーションやリスクコミュニケーションの専門家として、官公庁、健康保険組合、医療機関、企業等に対し、研修やコンサルティングを提供している。日本健康教育学会代議員等の学会役員、消費者庁等の官公庁の委員やアドバイザー、東京大学や順天堂大学等の複数の大学の客員／非常勤職を兼任・歴任。
公衆衛生の緊急事態における活動としては、クロアチアで旧ユーゴ紛争生存者の研究や支援活動を日本と行き来しながら 10 年近く行った。その後、東日本大震災が起き、日本公衆衛生学会主催公衆衛生活動の遂行能力向上セミナーや日本栄養士会災害支援栄養チームリーダー育成研修、被災地の現場職員支援等、国内の教育支援活動に軸足を置くようになり、新型コロナウイルス感染症パンデミック下でも危機対応を担う医療者教育に力を入れている。また、「公衆衛生の緊急事態におけるリスクコミュニケーション」（アジア欧州財団・ノルウェー総合研究審議会主催、日本外務省協賛）の国際会議を含めた、国内外の学術会議に本分野の識者として招聘された経験も多数ある。平時のリスクコミュニケーション活動としては、電磁界情報センターの教育現場における電磁界の知識啓発検討会委員も務めた。
著書は、『クライシス・緊急事態リスクコミュニケーション（CERC）─危機下において人々の命と健康を守るための原則と戦略』（大修館書店）、『困難を乗り越える力─はじめての SOC』（PHP 新書）、『ヘルスコミュニケーション─人々を健康にするための戦略』（ライフ出版社）等、多数。